ケアの倫理

Ethic of Care

森村 修

Morimura Osamu

大修館書店

はじめに

まずは、個人的なことから始めよう。

私は数年前まで、シマリスを飼っていた。リスが死ぬとまた次のリスを飼うというように、立て続けにリスを飼った。リスが家族で暮らすのを見たくて、雄と雌の二匹を同時に飼って、繁殖させようとしたこともある。しかし、こちらの意図とは裏腹に子リスを見ることがないばかりか、雄と雌の相性が悪く、アパートの狭い部屋で二つのかごを並べて飼っただけで終わってしまった。

リスは小さかったが、それなりに私の気持ちを和《なご》ませ、ささくれだった神経をなだめてくれもした。そんなリスの中でも、最初に飼ったリンコと、最後に飼ったチビマルだけはどうしても忘れられない。この2匹のリスのことを思い出すだけで、私は悲しくなってしまう。今の今まで、それが何故なのか、分かるようで分からなかった。まして、このような心理状態が「ペットロス（pet loss）」という、死別による悲嘆（grief）の典型的な症状であり、臨床心理学や精神医学で学問的に考察されていることなど知らなかった。

私にとってリスの記憶は、楽しい思い出とリスを飼っていた当時の辛《つら》い想い出に彩られている。シマリスの写真やシマリスの出てくるテレビ番組を見るたびに、かつて飼っていた彼ら・彼女らのことや、そのときの自分の辛い気持ちを想い出す。それでも、私がいかにリスたちを愛し、慈《いつく》しんだかについてあまり他人に語ったことがない。というのも、私のまわりの人たちが、「ペットの死」にそれほど関心がないということも知っていたからだ。

通常、ペットの死は、近親者の死に比べたら取るに足らないことのように思われている。私のまわりの人たちにとって、私の飼っていた一匹のリスの死などどうでもいいことなのだと、あらためて知ったのは、私の不注意で死なせてしまったチビマルにまつわる経験からだった。

彼が死んだ朝、私に唆《そそのか》されてリスを飼い始めた人に、九州の小倉の自宅から、その人が住んでいた仙台に電話をかけた。すでに彼女は出勤していたので仕事場に電話をかけ、緊急の用件ということで社内の人に取り次いでもらった。私にとっては、それは何ごとにもかえ難い緊急の用件であり、私はおそらく彼女もそうだろうと思っていた。私が早朝電話してきた内容が、「私の飼っていたシマリスが死んだ」ということだと彼女に伝わると、その場に居合わせた人たちから笑いが漏れたという。

社内の人たちにしてみれば、私が飼っていたリスが死んだことが、わざわざ早朝に仕事場に電話してくるほど重要な用件なのか、ということだったらしい。私の近親者が死んだと勘違いした人もいたという。私にとっては、チビマルの死はまさに〈身内の死〉であり、〈親友の死〉であり、〈最愛のものの死〉であることに変わりはない。ただ、チビマルが人間でなく、シマリスであったにすぎない。

友人は私の落胆と失望を慰め、私の不注意を自分で責めないようにと言ってくれた。しかし、私は未《いま》だにチビマルの死を自分の咎《とが》のように思っている。悲嘆の状況から抜け出せないでいる。当時から、「ペットロス」にともなう「悲嘆の心理」を知っており、適切な心理療法でも受けていれば、もっと自分を責めなかったのではないかと思う。私の近くには、そのような悲嘆を癒《いや》してくれる人や、そのための方法や情報が欠けていた。それは、裏を返せば、「大人がペットの死を悲しみ、いつまでも記憶のなかで引きずっているのはみっともないことだ」という日本社会の価値観の現れでもある。一般的に、身内の死ならともかく、ペットが死んでふさぎ込み、仕事も手につかないなど、大人として情けないことであるかのように思われている。

しかし、本当にそうなのだろうか？　たとえ動物であっても、愛するものの死を経験せざるをえなかった人の気持ちを、まわりの人たちがきちんと受けとめられない社会のあり方はどこか間違っていないのだろうか？　最愛のものが死ぬことは、遺《のこ》されたものにとっては悲しいことであり、辛い経験である。にもかかわらず、悲しむことを隠し、強がることが美徳の社会とは、ほんとうに「豊かな社会」なのだろうか？　他人の〈心〉の痛みに気づかない人たちを抱えた社会が、「望ましい社会」なのだろうか？

ペットに死に別れた私と同じように、また、私よりももっと苦しく、もっとつらく日々を過ごしている人がいる。ペットであれ家族であれ友人であれ、最愛のものに先立たれ、その死をうまく受容できず〈心〉に傷を負った人がいる。誰かに助けを求め、癒されることを望んでいる人たちがいる。

私が九州を離れる年の正月明けに、「阪神・淡路大震災」が起きた。六千人以上の死者を出し、相当数の被災者を出した大惨事は、様々な「二次災害」をもたらした。最愛の人たちと一瞬のうちに死に別れた人が〈心の傷〉を持ちながら、劣悪な環境での生活を余儀なくされた。

また、同じ年の三月、私が九州から東京へと引越す四、五日前に、「地下鉄サリン事件」が起きた。あれから五年以上が経過するにも関わらず、地下鉄に乗ることもできず、仕事が手につかず、サリンの恐怖という心理的な後遺症と闘わなければならない人たちに、記憶を徐々に忘却していく大衆としての私たちは何をしてきたのだろうか？　これらの大惨事をたんに「対岸の火事」として傍観していた私たちは、これまで具体的に何をしてきたのだろうか？　もちろん、惨事を忘れることが自分を救うこともある。しかし、忘れることが他人を傷つけることもある。これらの事件・事故から私たちはもう少し学んでもよいのではないだろうか？

私たちはいろいろなことで思い悩み、〈心〉に傷を受ける。ペットの死だけでなく、もっと些細《ささい》なことでも人は傷つくし、悲嘆にくれる。年をとったり病気になったりして、気が弱くなっているとき、つまらないことでも死にたくなったり、生きていることが辛くなったりする。それは恥ずかしいことではないし、あたりまえのことだと思う。私たちはそういう人たちをいつもまわりに抱えて生きている。〈他者〉と一緒に生きている限り、私たちの言動が知らず知らずのうちに〈他者の心〉を蝕《むしば》み、傷つけ、悲しませていることもある。

〈他者〉を気遣うこと、〈他者〉に気を配ること、〈他者〉の感情を共有すること、おそらくそういう観点をもって生きていくことが、もっと必要なのではないだろうか？　このような「気遣い」・「配慮」・「共感」ということが、「ケア（care）」ということの内実だと思う。病気の人たちへの「世話」・「看護」・「介護」としての「ケア」が必要なのは当然として、健康と思っている人たちも、まわりの人たちからの「ケア」を必要としているはずだ。私たちは、たとえ病気に罹《かか》らなくとも、自分のまわりの人たちをケアをし、それらの人たちからケアされたいと思っているのではないか。

なぜなら、私たちはそれほど強くないのだから。私たちは、自分たちが「傷つきやすい（vulnerable）存在」であることを忘れている。「傷つきやすい存在」だからこそ、私たちは、一人では生きていけない。私たちが、〈他者との関係〉に基づいてしか生きられないとしたら、健康な人も巻き込んだ形で「ケア」を考えていく必要がある。だから、「ケア」とは、「自己犠牲」に代表されるような関わりでもなければ、たんなる「強者から弱者への援助」でもない。それは、互いが互いを必要とする「相互依存（＝支え合い interdependence）関係」の一つのあり方なのである。

「ケア」が自己犠牲でないのは、それが〈自己へのケア〉をも含んでいるからだ。自分自身をケアすることによって（または、自分自身をケアすることを通じて）、私たちは〈他者へのケア〉を実践する。そして、「ケア」という〈他者への関わり〉には、必然的にある種の「感受性」や「感性」が必要である。「ケア」をきちんと理解し実践するためには、〈他者の心のありさま〉を知らなければならない。〈ケアという実践〉は、〈心の機微〉をきちんと理解したうえでなされなければならない。それは結果的に、私たちの人間存在全体を視野に入れることに繋《つな》がっていくだろう。〈ケアの倫理〉は最終的に、

「ケアの人間学」へと進んでいくはずだ。人間全体を理解しようと努力しなければ、私たちの間に「倫理」は構築されることはないだろうから。

私が本書で試みたいのは、「ケア」を、私たちの〈心〉の動きを通じて〈他者〉全体に関わるものとして理解していくことである。私たちが徐々に失いつつある〈傷つきやすさへの眼差《まなざ》し〉を取り戻すことで、「ケア」を倫理学的考察から人間学的考察へと繋《つな》げていきたいと思う。

《表記上の注意》

表記に関して、いくつかの点をご注意願います。

基本的に引用箇所ならびに引用された言葉については、カギ括弧《かっこ》「　」を用い、私が意図的に際《きわ》立たせたいと思った語句についてはヤマ括弧《かっこ》〈　〉を用いています。そのため、文章が煩雑《はんざつ》になり、読みにくくなっているところもあるかも知れません。申し訳ございませんが、意図をお汲みとりのうえ、お読み下さい。

また、引用に際しては、本来ならば該当箇所ごとに、ページ、出典を注などで明記しなければならないのですが、煩雑さを避けるため、ページはすべて省略させていただきました。また、翻訳のあるものについては基本的にそのまま使わせていただきましたが、読みやすさを考えて適宜訳文を変更したり、ルビを付した箇所があります。ご寛恕《かんじょ》願います。

内容上、女性・男性にかんする「ジェンダー（社会的性差）」に関わる記述については、なるべく中立的な立場で書こうと心がけました。しかし、当然のことながら、私が「男性」であることによって、思わぬ誤解をしている箇所があるかと思いますが、ご容赦願います。

もくじ

第Ⅰ章

生きることの倫理

❖死のイメージ

私は中学生のころ、夜、一人で寝るのが怖かった。寝ている間に死んでしまったらと考えると、どうしても眠れなかった。それでも、二階の自分の部屋から見える母屋の屋根の瓦《かわら》に朝日が当たる頃になると、自然に眠りについてしまう。夜が怖かったのか、寝るのが怖かったのか分からないが、たぶん両方だったのだろう。だから、私にとって「死のイメージ」は、「夜」と「眠り」ということに関わっていた。

一九九五年度の「倫理学」講義で、学生に「死のイメージ」についてのアンケートを行った。そのアンケートでも、死について、「暗い」とか「暗闇《くらやみ》」というイメージを持っている学生は少なかった。「暗闇」が、直接、死に結びついているわけではないだろうが、やはりどこか「夜」や「暗闇」は「死のイメージ」に繋《つな》がっているのだろう。そして、死を「暗闇」としてイメージする学生は、すべてではないとしても、死を否定的に捉《とら》えており（「終わり」「別離」「孤独」など）、そこから自分を遠ざけておきたいと考えている。おそらくそれは、元気で健康に生きている若い学生にとって、死を考えること自体が非日常的で、想像を超えてしまうからかもしれない。

しかし、死をどうしても考えなければならないとしたら、そして、死を考えざるをえないとしたら、私たちはどうすればよいのだろうか？

❖上田三四二の死生観

私の好きな文芸評論家で歌人に上田三四二《みよじ》がいる。彼はすでに亡くなってしまったが、彼の遺《のこ》した作品に、『この世 この生――西行・良寛・明恵・道元』という本がある。そこでこんなことを言っている。「日常感覚は死の隠蔽《いんぺい》の上にはたらく。マンホールの上を歩く足は足下に空洞のあるのを忘れている。知っていてもそのために立竦《たちすく》むことはない。日常感覚も死の空洞の上に鉄板を張って、落ち込むことのないものとして生きている。人間が笑うことが出来るのは、死を忘れているからだ。死の際《きわ》まで死を思わないで生きることは人間の生き方のもっとも健全なものにちがいない(1)」。

上田の書いている事柄は、私たちも日々感じていることだ。知り合いの葬式に出席しても、亡くなったのはその人であって、自分ではない。私たちは、自分がまだずっと長く生きられると、とりあえず信じている。日常生活では、「死」という「マンホール」がいつも口を開けている訳ではないし、そう簡単に口は開かない。日々は当たり前のように過ぎて行き、私たちは家族や友人たちと談笑しながら過ごし、明日が来ると思っている。

ところが、怪我をしたり、病気になったとたんに、私たちは自分が〈永遠の生命〉を持っていないことを痛切に感じる。上田は、十六世紀フランスのモラリストが尿路の結石で苦しんだ話を引きながら、「しかし結石の痛みが我慢ならぬほど強くなれば、人はいやでも意志の外にある身体というものに思いいたる。またその痛みが生命の不安を誘い出せば、いつまでも死をよけて通ることも出来なくなる。そしてそのとき、人は、死とは身体の消滅であるというわかりきった事実の前に駭然《がいぜん》とする。

一人の人間にとって、彼自身の死だけが唯一正真《ゆいいつしょうしん》の死だが、人はいつか、目隠しを解かれて、そういう自分の死と対面しなければならない」と書いている。

私たちもまた、いつかは「自分の死と対面しなければならない」。そして、「自分の死」を前にして「立竦む」。それは、もはや単純なイメージや、「人間は死ぬ」という一般的な命題でもない。〈今ここで生きている、この私が死ぬ〉という現実だ。私たちは、「自分の死」を言葉で説明しようとしたり、想像力を駆使して「自分の死」を思い描こうとする。しかし、言葉を書きつらねて〈自分が死ぬ〉さまを想像してみたところで、言葉を超えてしまう「自分の死」を、言葉やイメージを用いて考えることなどできはしない。それでも、想像を超え、言葉の彼方《かなた》にある「自分の死」は紛《まぎ》れもなく訪れるし、それが刻一刻と近づいてくると考えるだけで、私たちに想像を絶するほどの恐怖をもたらす。

ただ、本当のことを言えば、私たちは「自分の死」を体験することができない。なぜなら、体験する当の主体である〈私〉が死んでしまえば、〈私の体験〉も成り立たないからだ。上田はこのことを、「私にとって唯一正真の死である私自身の死は、私自身にとってないのも同然である。ないのも同然なのではなく、事実、ないのである。私にとって、私自身の死はない」と言い切っている。それでは、上田のように悟りきれない私たちは、自分自身では根本的に体験できない「自分の死」を恐れるしかないのだろうか。

❖奇蹟としての生

上田は四十三歳で結腸がんを患《わずら》い、以後つねに死を意識して生きてきた。死を意識してもなお彼は、これまでの死生観を変えないと言う。「自分の死」を体験できないことを逆手《さかて》にとって、上田は、「死後なき死という恐ろしい認識に耐える」ために、〈自分自身の死はない〉と言う。死はあるが死後はない。死後を思い煩《わずら》うよりは、今実際に生きている〈生〉をどのように生きるかということに集中すること。上田の文学作品はそこにおいて書かれている。

「私は魂の持続を信じることが出来ず、身体の消滅のときをもって私という存在の消滅するときと観じて、その死までのさし迫った生をどのように生きるかに関心を振り向け、或る偶然から、と言った方がよいほどのちょっとした選択の機をとおして『徒然草』にちかづき、その一種静寂主義ともいうべき隠遁の人生哲学に共感を見出してきたのであった」。

死後に関心を寄せないことによって際立つ〈現世の生〉は、「生前」と「死後」という、生にとって「超自然的なもの」に挟《はさ》まれている。しかし、これら三者がすべて連続するものであるとすれば、「超自然的なもの」である「生前」と「死後」と連続する〈生〉もまた、「超自然的なもの」ではないか。このことについて、上田は、「両端の超自然的なものに挟まれた、それらとの連続としての生は、日常的、自然的でありつつ、未生《みしょう》の闇、死後の闇を前後にもつゆえに、その日常性、自然性がそのまま神秘的であり超自然的なのである」と語っている。

さらに、彼は、「生は死を条件とし、死という絶対に後戻りのきかない関門をひかえることによって、それ自体超自然的存在である。生と死は相容《あいい》れないが、相容れないものの『連帯』が、生を一つの神秘、一つの奇蹟《きせき》たらしめる」とも言う。

私たちの〈生〉がそれぞれ一つひとつ「超自然的存在」であるならば、もう少し〈生〉の神秘や奇蹟について考えてみてもよいだろう。単純に、生物としてのヒトが生成し消滅していくのではなく、〈この私〉や〈このあなた〉が生きかつ死んでいくという偶然とも奇蹟ともいえる現実を、もう少し立ち止まって（立竦みながら）考えてもよいだろう。〈生〉を、自然科学的な現象に解消するのではなく、社会科学的統計にもとづく生存率や死亡率の数字に還元するのでもなく、そのつど一人ひとりが〈自分の生〉として、〈唯一の、この私の生〉として考える時間があってもよいだろう。そこから、何が見えるか分からないにしても。

第1節　生きることの質（Quality of Life）

❖医療現場の現実

「奇蹟」としての生について、上田の思想圏から少し離れて具体的に考えてみよう。

たとえば、私たちが、通常、「生・老・病・死」について考えるとき、私たちは医療現場で起こっている現実を無視することはできない。私たちが目指している〈ケアの倫理〉も、基本的な発想の多くを医療現場で培《つちか》われた〈知〉に借りている。医療現場では、毎日毎日、多数の人が生まれたり、病気や怪我を克服し回復していく。また反対に、病気に蝕《むしば》まれ、病院で最後を迎える人もいる。そこには、「人間の生と死」という現実がある。

それでは、病気になって運悪く入院したり、あるいは自宅で療養しているとき、私たちは何を望んでいるのだろうか？　たいていの場合、誰もが早く病気から回復し、これまでと同じ生活を送りたいと望むだろう。そのためならば、多少の苦しみには耐えるかもしれない。しかし、あまりにひどい苦痛や屈辱は避けたいと思うはずだ。〈痛みもなく苦しみもなく、できれば快適に病気と向き合いたい。

それでなくとも、健康な《からだ》を損ない、気力も萎《な》え、日々の生活から遠ざかっているのだから、せめて入院したり自宅で療養しているときくらい、最低限の苦痛を回避して、ゆっくり療養したい〉と、誰もがそう思うのではないだろうか？

しかし、そのような患者の望みは、これまでの医療現場ではなかなか実現しなかったように思われる。患者は、「お医者さま」にすべてを「おまかせ」し、どんな治療にもどんな境遇にも我慢して耐えていたのではなかったか。自分の家では、見ず知らずの他人とベッドを隣り合わせて眠ることなどまったくありえないし、考えることすらできないだろう。それでも、現実には、同じ病室で五人から六人の同病の仲間たちが、薄いカーテンで仕切られるだけの、一つの狭い部屋で寝起きから排泄までしなければならない。不幸にも病気を患い、体力も気力も健康なときよりずっと落ちているのに、なぜ、患者は我慢しなければならないのだろう？　なぜ、患者は〈人間の尊厳〉を傷つけるような屈辱的な待遇に甘んじなければならないのだろう？

膨大な額の医療費が日本では費やされている。手塚和彰によると、一九九八年には、国民所得の約七・一パーセントにも相当する二八兆円を超える国民医療費が使われており、このまま増大していけば二〇二五年には、国民総生産の約三〇パーセントにもなると予測されている。(2) 高額の医療費は、私たちが病気になって診療を受ける医療現場で、どの程度反映されているのだろうか？　手塚は、「医療の提供を受ける個人にとっては、どのような質の医療を供給されたのか、薬一つ、治療一つとっても、『患者への説明と患者の同意』、つまり『インフォームド・コンセント』(informed consent) がなく、さらに客観的な医療情報や医療行為の評価システムもないために、今日に至るまで、患者が医療の内容を知る権利は遂に確立されていない」と述べている。

膨大な医療費を使いながら、その受益者たる患者にはほとんど還元されない医療とは何なのだろう。私たちの「超自然的存在」としての〈生〉が、医療従事者にとっては単純な利益追求の対象とされ、その神秘性を失い、医療従事者たちよって消費されていくと感じるのは私だけだろうか。

❖生活の質・生命の質（Quality of Life）

一九八〇年代半ば頃から「Quality of Life」（以下QOLと略す）という言葉が、医学・看護学などの領域で頻繁に使われ始めた。これまでの医療が「治療（キュア cure）」を中心になされてきており、患者に様々な身体的・心理的負担を強いてきた側面があったことは否《いな》めない。医療従事者たちは、治療によって影響を受けるはずの、患者の日常生活における満足度や幸福度まで気が回らなかった。それ故《ゆえ》、患者のニーズに対応した「ケア（care）」が欠けていたことに対する反省として、患者の「生活の質」としてのQOLが着目され始めたのだった。

また、末期がん患者のように、治療という治療がほとんど期待できない場合でも、患者の激しい痛みを取り除き、残された日々を身体的・心理的に穏やかに過ごしてもらうことを念頭においた「ケア」が注目されてきた。そこでは、患者の「生命の質」が何よりも重視され、〈キュア（治療）からケアへ〉と視点が移されてきたという経緯もある。つまり、「量」としての生命の長さをのばし、いろいろな意味での苦痛の時間を長引かせるためだけの延命目的の治療に、「生命の質」という観点を導入することで、無意味な延命治療を差し控えるという考えがＱＯＬという概念に含まれている。

❖告知をめぐる医師の価値観

しかし、ＱＯＬが医学・看護学の研究の中に登場したにも関わらず、医療の現場では、医療者たちが自らの価値観で、患者の〈生〉のあり方を決めている場合も少なくない。例えば、ＱＯＬが最も重視され、患者の〈生〉がつねに最大限配慮されなければならない「がん」という病気に際して、医療者たちは、本当に、患者個人の人生観・価値観を基本にしたＱＯＬに配慮しているのだろうか？

宮地尚子は、がん告知をめぐって、医師がどのような態度で患者に臨んでいるかを報告している[3]。彼女は、面接調査した医師たちの人数が限られており、医師の死生観を十分概観できないと断ったうえで、「自己の死生観がどんなものかを明確に語ろうとする医師はおらず、『死についてどう思うか』といった質問をしても当惑する表情が見られるだけ」だと語っている。調査に参加した医師の一人は、「残された時間の生活設計をきちっとして過ごせるほど、人間が強いか、僕は疑問に思います。物質的な財産の整理とか、そういうことが問題であればあるかもしれんが」と語っている。

また別の医師は、「やっぱり人間って弱いですからね。真実知らされたらかなり動揺される方が多いと僕は思ってますからね。言われてよかったって言うことも（本に）書いてありますけど。整理するような時間ができてね、あるいは闘病意欲が満たされて、充実して、病気に打ち克《か》つことができるような。そういう人がそんな居らへんと思いますけどねえ。どうなんでしょうね。そういう人がいたら目立つからね、それとかも（本に）載せるだろうし。あとの人はもう、言われたことによって挫折する人のほうが多いような気がするんですけどね」と言っている。

これら医師たちは、患者は「がん」という病名を告知されたら、精神的に動揺してしまって、残された人生の生活設計どころではなくなってしまうだろうと推測している。医師たちによれば、患者は弱いから、「がんの告知」をあたかも死の宣告であるかのように受け取ってしまい、「挫折する」ことになるだろうというのだ。しかし、どうしてそんなことが医師に分かるのだろうか？　医師たちは、価値観や人生観、死生観を含めて、患者一人ひとりのことをどれほど理解しているのだろうか？　QOLにおいて、患者の価値観を尊重することが重視されていたとしても、医師の中には、患者の価値観よりも、「人間は弱いものだ」という一般的な価値評価を基準にして、それを患者に押しつけている人もいるということを、宮地は教えてくれる。

もちろん、だからといって、すべての医師が患者の価値観を無視して、自分の価値観だけを押しつけようとしていると言っているのではない。確かに、告知しないことが患者の〈生〉を尊重するという場合もあるだろう。しかし、そう考えたとしても、私の疑念は消え去りはしない。

❖医師の価値観・患者の価値観

告知しないことが患者に対する医師なりの配慮だとして、それ以外では、医師たちは十分に患者の声を聞こうとしているのだろうか？　どうもそうではないらしい。ある中堅外科医は正直に次のように言っている。「告知していないと痛みに関しての説明も難しい。変な説明をすれば辻褄《つじつま》が合わんとボロがでる。すると主治医もますます患者のほうに行きにくくなる。そしたら患者も医者を信頼できなくなる。僕もそうだったが、どうですかと患者の顔を見たら、もうそそくさと逃げて帰ってくるようになってしまう」。

こうなってくると、患者たちは、医師に何を求めればよいかわからなくなる。QOL評価が万能だとは思わないが、それでも患者の〈生〉に基づく価値観や人生観を尊重し、患者個人個人に即した医療を提供することを目指すために、QOL評価が登場してきたはずだ。そして、医療者たちは、患者のQOLを基本にして、患者とのコミュニケーションをはかり、患者のニーズになるべく添うように治療やケアを行うことが目指されている。そうでなければ、QOLなどといっても、目新しい基準の一つに過ぎない。

そもそも、患者の多様性に応じて治療やケアを提供することを目指して、QOL評価を医療に取り入れたはずである。患者の満足度や充実度に即して患者にとって最低限の環境を整えることがQOLの目的であるならば、患者の価値観を尊重するような対応が早急に図られなければならない。

しかし、宮地は、現在の医療現場における医師と患者との価値観の齟齬《そご》を次のように語っている。

「調査からは、個々の医師によって死生観に大きな幅があることがわかったが、それがそのまま適用されるとしたら、患者はどんな医師にあたるかによって、自分の生き方や価値観に関係なく、死の迎え方を決められてしまうことになる。医師は『ケースバイケース』という言葉を頻用し、患者の性格や考え方を考慮すると言うが、実際個々の患者をどれだけ医師が理解しているのか、医師の死生観と患者本人の死生観にどれほどずれがあるのか、それずれが臨床現場でどう処理されているのかを深く探っていくことが、今後の課題と言えよう」。

宮地は、医師の死生観と患者の死生観の「ずれ」を指摘している。しかし、両者の間に「ずれ」があるのは当たり前である。医師の中にも患者の言葉や生き方に敬意を表し、自分の人生観や死生観を押しつけることなどしない人もいれば、人の話など聞く耳をもたず、自分の価値観ですべてを割り切ってしまう人もいる。患者の中にも依怙地《いこじ》で偏屈な人から、臨機応変に対応できる柔軟な価値観を持っている人もいる。人はそれぞれ、様々な価値観や死生観を持っている。それ故、患者一人ひとりの価値観に合わせ、その人にあったケアを検討していくのは医療者側にとってはとても困難なことかも知れない。

しかし、「人間とは弱いものだ」という一般的な価値観で、患者のことを理解したつもりになってもらっても困るのだ。しかも、医師の価値観や死生観によって、患者への対応がまちまちであったのではたまったものではない。医師の診療を受けてからしか「医療の質」が分からないのだから、自分にとって本当に相応《ふさわ》しい医師に出会えることなど「くじ引き」みたいなものだ。そうした事態を避けるために、QOLという指標ができたことを思い出してほしい。さらに現在では、EBM（= Evidence-based medicine 根拠に基づく医療）を実践しようとしているのも、医師の質を標準化しようとしているからだろう。

本来、医療者たちが最も重視しなければならないのは、患者自身の価値判断であり、患者個人の〈生〉に対する考え方であるはずだ。だから、QOLとは、医療の質の標準化を目指すための指標として存在するのではなく、患者が〈充実した生〉を送れるために、医療者側が何ができるか、何をしなければならないかという最低限の条件を表現したものだと言ってよい。

そこでは、医療者の価値観や死生観など、患者のそれに比べれば副次的なものであると思う。患者の治療やケアは、基本的には、患者の「わがまま」にも似た価値観に即してなされなければならない。医療者たちは、あくまで患者の価値観をサポートし、患者への徹底したサービスを提供することに全力を尽くすべきだと思う。私は、医療とは一種の「サービス業」であると思っている。だから、サービスを提供するために顧客（患者）のニーズをきちんと把握することが、医療従事者の第一の条件にならなければならない。

しかしその反面、私たちもまた、患者になるならないに関わらず、自分自身の〈からだ〉や〈心〉の状態について、きちんと把握しておくべきだ。万が一、病気にかかってしまったときでも、どのような治療やケアが自分にとって有益であるかを認識しておかなければならない。治療やケアについてすべて、医療者に決定してもらうのではなく、私たち一人ひとりが「自己決定」や「自己責任」が可能であるように、日頃から心構えをしておかなければならない。そのためにも、私たちは「健康」ということについて、もう少し考えてみる必要がある。

第2節　健康であることの意味

❖病気は敗北か？

最近、健康がブームである。「生活習慣病」としての糖尿病や高血圧などの慢性疾患は、日頃の心がけでそれ以上の悪化を防ぐことができる。それ故、「生活習慣病」と上手に付き合う生き方が模索されている。その結果、テレビの「健康番組」や健康をテーマにした特集、新聞の家庭欄、健康雑誌など、私たちの日常生活の中に「健康」は溢《あふ》れることになった。《健康という名の病》とも言われるように、最近の「健康ブーム」は「病的」である。

そして、私たちの「健康」に関する日常感覚の背景に、近代医学の病気観があることに注意すべきである。私たちは、ちょっとでも体調が悪くなると、大きな病院で「科学的な検査」を受ける。そこでは誰でも、病気と対決する医師にお目にかかることができる。「科学」を信じる医師の多くは、〈生〉が絶対的な善の価値を持っており、「病気」とは〈生〉を脅かしたり、縮めたり、最終的には〈生〉を滅ぼし〈死〉をもたらす絶対的な悪であると考えている。だから、科学主義的な医師にとって、病気や疾患を取り除き、せん滅することが目的となる。それは必然的に、「健康＝勝利」と「病気・死＝敗北」という二元的な発想を呼び起こすことになる。

それでは、本当に、生きることは病気との「闘い」、もしくは死との「闘い」なのだろうか？　健康と病気、生と死とは相容れない「水と油」なのだろうか？

❖健康とは何か

「健康」概念の中でいちばん有名で、いちばん世界的に流布しているのは、世界保健機関（ＷＨＯ）が一九四八年に憲章前文に載せた、「健康とは身体的、精神的、社会的に完全な良好な状態（state of complete physical, mental, and social well-being）であり、たんに病気や虚弱の欠如ということにつきるものではない」という定義である。今井道夫は、ＷＨＯの健康概念に関して、「健康とはそれ自身実質をもった積極的概念」であり、健康をたんに「病気、虚弱の欠如」というだけで考える消極的概念ではない(4)と言う。それでは、健康を積極的な概念として考えるとき、それは具体的にはどのような意味を持ってくるのだろうか？

今井は、「良好な状態」という言葉に着目し、「健康といえるためには、病気や虚弱の不在だけではなく、一つのまとまった、充実した生命体として維持されていること」、さらに、人間にとって精神的なものが重要であるから、「気力もその生命体の不可欠の要素として十分に備わっていなければならない」と説明している。また、日野原重明は、「健康は、単に肉体とか病気とかの問題としてではなく、人間としての全体的な活動、すなわち人間の生活全体の問題として理解されなければならない」[5]と述べている。

これらの指摘から、WHOにおける健康の定義をさらに敷衍《ふえん》し、QOLを考慮に入れた「健康」概念を再定義すると、〈私たちが生きているとき、まず身体的・心理的状態が良好であるだけでなく、さらにそれらの「質（quality）」が高いこと、そして私たちが社会的動物であることから、社会的にも問題がなく充実した人生を送っていること〉と言うことができる。

❖日本における「スピリチュアリティ」の問題

しかし、健康を「肉体的・精神的・社会的に良好な状態」とする概念規定だけでは、健康という言葉が持っている内容をすべて言い尽くすことはできない。とくに、最近では、「人間の尊厳」や「生命の尊厳」などを視野に入れた意味で、「健康」を考える必要があることが指摘されている。例えば、一九九八年にWHO理事会は、健康の定義に「スピリチュアル（spiritual）」という言葉を加え、〈肉体的・精神的・社会的・スピリチュアルに良好であること〉を、健康として定義するという改正案をまとめた。こうした事実からも、人間の健康とは、〈心〉も〈からだ〉も人間関係も良好というだけでなく、「人間の尊厳」や「生の意味」や「死の意味」について考えられる〈スピリチュアリティ（spirituality）〉も、良好な状態になければならない。

ただ、私たち日本人は、「スピリチュアリティ」といってもすぐに納得できない。そもそも、「スピリチュアリティ」という言葉を、日本語にどのように翻訳するかという問題まで飛び出してきている。一九九九年八月十七日付朝日新聞夕刊（東京版）の「心」のページで、『『スピリチュアル』をどう訳す——東西宗教交流学会や教育界で論議」として、スピリチュアルの日本語訳について、様々な分野で困惑しているということを採り上げている。しかし、日本において「スピリチュアリティ」に関する論議は始まったばかりである。そこで、さしあたり私としては、健康概念との関係で、自分自身の持っている価値観や意義、さらには、心理的・情緒的な問題に解消され得ないような、〈生きることの意味〉や〈死ぬことの意味〉などの〈人間存在〉全体に関わる〈形而上学的（metaphysical）な精神性もしくは欲求〉として「スピリチュアリティ」を理解しておきたい。

❖数値で表される「健康」

ＷＨＯ理事会による健康概念の改正案のように、健康を積極的に評価する方向に、「スピリチュアリティ」概念の重視を挙げることができるが、それ以外にも、私は別な形で補完しておく必要があると思う。私は、フランスの現代科学哲学・科学史研究家でジョルジュ・カンギレムの医学哲学を採り上げることで、従来の健康・病気観に偏差を加えることを試みようと思う。それは、私たちの健康や病気に対する考え方をもう一度再点検する機会を提供してくれるだろう。

カンギレムは哲学者であると同時に医学者であり、おもに生物学や医学を哲学的な観点から歴史的に再構成するという地味な仕事をしてきた。彼は、生命科学がそれ自体で客観的な体系であるのではなく、歴史的にも哲学的にも様々な背景をもって形成されてきたということを明らかにした。その研究の中から、彼は、「正常＝健康」・「病理＝病気」という二項対立を再考するという仕事をしている。(6)

私たちは、定期検診などの検査結果について、健康状態を示す「正常値」から量的に多くても少なくても逸脱すると「病気」だと判断する。例えば、高血圧症は動脈血圧がつねに正常よりも高い状態をいうが、実際には、それはほとんど程度差であり正常血圧と高血圧との明確で絶対的な境界線があるわけではない。しかし、私たちは、便宜的に、ある一定の血圧を正常といい、それよりも高い値を示せば「高血圧＝病的」と判断する。また高血圧に限らず、糖尿病などもある一定数値内にあれば「正常＝健康」と判断される。

医学や医療の専門家、そして私たちもまた、ある一定内の数値が私たちの「正常な状態」を決めており、それからの逸脱（「過剰」や「過少」）は「異常＝病理的状態」であると考える傾向が強い。そして、私たちにも科学的医学に基づく統計値を偏重するようなところがあるから、自分の健康や病気が「数値」で表現されることに違和感がない。定期検診でさまざまな検査を受けると、身長・体重から始まって、各臓器の状態もすべて「正常値」と比較され「健康度」が判定される。自分の検査結果の値が「正常値」に対して過剰であっても過少であっても、自分が病的な状態に近いこと、自分がすでに病気に罹《かか》っている可能性を知らされ、もっと精密な検査を受けなければならないことを自覚する。

ステュアート・スピッカーも言うように、「われわれの時代の科学的活動は、医療、とりわけ『疾患（disease）』の診断において統計的な判定が中心的な役割を担っていることを特徴としている。研究者や臨床家にとって、頻度はもちろん、平均値、最頻値、中央値など、主たる傾向を統計的に測定することはごくあたりまえのことになっている。そしてこれら統計的諸概念は、『正常』や『健康』、また『異常』や『病気にかかっている状態』など、今日われわれがよく用いる概念に対しても重大な影響力をもつようになっている(7)」のである。

しかし、「正常=健康」や「異常=病気」を統計学的に処理することに対して、カンギレムは異議を唱える。スピッカーによれば、カンギレムは、「統計的に頻度が高いものは必ずしも正常ではなく、逆に頻度の少ないものも必ずしも異常もしくは病的ではない」ことを明らかにした。つまり、統計的な「正常値」や「異常値」などの数値と、「健康」や「病気」という概念はそれぞれ別のレベルにあるだけでなく、それらは、さらに主観的な状態と客観的な状態でも分けることができる。スピッカーはこの点を的確に指摘している。

「まず『健康』はしばしば気分が良い、調子が良いといったいわゆる現象学的自己体験を意味すると同時に、ある人間の自信に満ちて安定した一般状態をも意味する。また『病気』は、『具合が悪い feeling ill』という表現に見られるような、苦しみや痛みなどの現象学的体験を表わすと同時に、他方では不安定さや脆弱《ぜいじゃく》性や『客観的』な事態なども指し示す。これら四通りの意味が与えられてみると、たとえば、ある人間が具合が悪くても急激な状態の変化に耐えられるようなら彼は健康である、という言い方も意味をもってくる。反対に、誰かが気分が良く、健康そうであっても、体質的に弱く、ちょっとした状態の変化にもすぐ影響を受けるようであれば、たとえ外見は極めて健康そうに見えてもすぐ病いに冒される（病気にかかる）ことになる」。

私たちは、「健康」や「病気」を、自分で体験できる「主観的な」調子の良さや悪さ、気分の良さや悪さという意味で用いたり、「客観的に」数値として表現できる、安定した状態という意味で用いたりしている。そして、日常的な言葉遣いの中で、私たちはこれらの二重の意味を混同し、その混同に基づいて知らず知らずのうちに判断を下している。しかし、実際には、「健康」と「病気」、「主観的」と「客観的」という二種類の言葉を用いて、健康・病気の四通りのあり方が分類できるのである。まず第一に、主観的に気分も具合も良く、客観的にも良好な状態である場合、第二に、主観的には気分も具合も悪いけれども、客観的には十分その状態に耐えうる状態、第三に、主観的には気分も具合も良いが、客観的には環境の変化に伴って悪化する可能性がある状態、第四に、主観的に気分も具合も悪く、客観的にも悪化の可能性がある状態、の四通りである。

このように分類される私たちの健康状態は、「正常」や「異常（病理）」、「健康」と「病気」という言葉を用いることで、統計学的な数字の世界から別の次元に移行している。つまり、「健康・病気」、「正常・異常（病理）」が私たちの判断に属するのに対して、統計学的な数字は、生理学的・病理学的現象を数値的に表現しているにすぎない。そこには、いかなる判断も存在しない。そもそも検査に用いられる機械は、検査を受けた人間に対していかなる判断も下すことはない。ところが、私たちは、正常・異常という言葉を「価値観」なしで用いることは難しい。とくに「異常な人」という判断を下された人は「悪い人」とは言わないまでも、できるならば避けたい、つき合いたくない人という意味が含意されている。このような判断には、明確に「価値」（善・悪、良・悪など）が入ってくる。

それ故、正常や異常という「価値」のレベルと、数字で表現される統計的な「量」のレベルが異なっていることは一目瞭然《いちもくりょうぜん》だろう。私たちが用いている「正常・異常」という概念は、ある事態に対して評価を下しているのであり、数値のようにありのままの現象を記述しているわけではない。

❖病気にかかることのできる能力

カンギレムは、私たちの健康と病気について、「良い健康に恵まれているということは、病気になっても立ち直ることができることである。それは生物学的な贅沢《ぜいたく》である」と述べている。さらに、「病気の特徴は、環境の不正確さを許容する幅の減少である」とも言う。つまり、先に分類した第二の場合のように、本人が気分が悪く苦しみを抱えていても、その人は「健康」でありうる。なぜなら、その人は「主観的」に苦しい状態であっても、その状態に対して「客観的」には十分に耐えているからである。それ故、苦境から立ち直ることもできる能力を持っていると判断される。本当に徹底的に病気に痛めつけられてしまっている第四の場合のように、「主観的」にも辛《つら》く苦痛であり、「客観的」にも「悪い状態」であるとしたら、私たちは簡単には病気から立ち直ることなどできない。

しかし、第三の場合のように、病気に罹《かか》っていても、つねに「主観的」に苦しく辛い状況にあるわけではない。「われわれが通常用いる病気の概念は、今は気分が悪くないし苦しんでもいないが、いわゆる『気づかれていない』病気を宿している人間に適用される場合もあるからである」とスピッカーは言う。第三の場合が怖いのは、私たちに自覚的な症状がないままに、いわゆる「手遅れ」という最悪な場合もあるからだ。スピッカーも言うように、「今はその存在がまったく気づかれず、当の人間にも感知されない腫瘍《しゅよう》も、やがてさまざまな症状を引き起こし、もし摘出やその他の治療が功を奏しなければ、その人間の死につながる」こともある。私たちは、あらゆる病理現象に対して十分な感知能力を持っているわけではない。したがって、自覚症状にばかり頼りすぎると、見えないところで病理が〈からだ〉を蝕《むしば》むということもありうるのである。

私たちがふだん何気《なにげ》なく用いている「健康」と「病気」という対概念は、そのまま「正常」と「異常（病理）」と重なり合うわけではない。そしてまた、それぞれの二項対立は、統計的な数値に還元されるわけでもない。カンギレムの言うように、「健康」というのは、環境が激変したとき、肉体的にも心理的にも、そしておそらくスピリチュアルにも耐えられる能力のことであり、「病気」というのは、それらの変化に耐えきれなくなることだ。

それ故、「健康」とは〈病気になることができる能力〉と言ってもよい。カンギレムも、「病人が病気の中に幾分かの過剰や脱落の事実を持っているからといって、あまりにも早急に病気の中に罪悪を見る医者たちがいるが、わたくしはこれとは反対に、病気になる能力と傾向とが、人間生理学の本質的な特徴だとみなしている。わたくしは、ヴァレリーの言葉を移しかえて、健康を濫用《らんよう》できることも健康の一部をなす」と言っている。

❖環境に適応すること

逆に言えば、〈病気に罹る〉ということは、そう簡単なことではない。私たちの生命はやすやすと状況や環境の変化に飲み込まれたりはしない。カンギレムは次のように言っている。

「生（活）（la vie）とは、生物（le vivant）にとって、単調に演繹《えんえき》された結果でもなければ、直線的な動きでもない。それは幾何学的な厳密さも知らない。生（活）は、逃走や、落とし穴や、回避や、そして思いがけない抵抗などが存在する環境との、論争もしくは話し合い（ゴールトシュタインが対決とよんでいるところのもの）である」。

〈生〉とは、私たちが「主観的」に自覚していてもいなくても、環境との「対決」であり、「話し合い」である。〈健康に生きる〉ということは、環境と環境が与えてくるさまざまな変化に対応し、適応していく能力が高いことを意味する。そして、ここで忘れてはならないのは、私たちが「論争し話し合っていく」環境は、科学的法則の環境ではないということだ。

私たちは具体的な出来事や具体的な物事との関係の中で生きているのであって、自然科学が分析し解明した抽象的な法則のなかで生きているわけではない。カンギレムは、鳥を支えているのは木の枝であって、弾性の法則ではないし、狐が食べるのは鶏卵であって、タンパク質の化学や発生学の法則ではないと言い、「生物（le vivant）とよばれるものは事物（l'objet）とよばれるものの世界の中で生きているため、可能なできごとの世界の中で生きているわけだ。偶然に生じるものは何もないが、すべてはできごとの形でやって来る。ここに環境が不正確だという理由がある。環境の不正確さとは、適切にいえば、その生成であり、その歴史である」と語っている。

私たちの世界は、出来事に溢れている。というよりも、私たちが生きている〈この世界〉とは、端的に、出来事の世界なのだ。具体的で個別的な出来事の生成と歴史の中で、私たちは環境との関係を調整していく。

このように考えてくると、先のＷＨＯの健康の定義も、別の角度から見ることができる。私たちが自分のことを指して、「私は健康だ」と言うときには、〈私〉自身が肉体的にも精神的にも社会的にもスピリチュアルにも環境の変化に耐え得るだけの能力を持っていること、つまり、環境の変化に耐えられるだけ「健康」だということを「主観的に」判断している。それに対して、第三者を指して、「あの人は病気だ」と私が言うとき、名指しされた人が環境の変化に耐えるだけの能力を持っていないために、疾患を悪化させたり、下手をしたら死に至るような場合すらあると、私が「主観的に」判断していることになる。これらの判断を下すとき、私たちは、必ずしも統計学的な数値を根拠にしているのでない。私たちは、ある人たちの健康状態や病気を、その人が陥った病気や疾患からの回復力や治癒までにかかった時間から推定する。スピッカーによれば、病気や疾患の判断には、「状態の変化に対する耐容度」という要素が含まれているのである。

❖全体的統一体としての人間

人それぞれが健康や病気に関して様々な状態にあるのは、その人なりの「耐容度」をもって環境と折り合いをつけているからである。誰一人として、同じ耐容度を持っているわけではないし、誰一人同じ経験を積んでいるわけではない。ということは、人それぞれが別々の健康や病気の質を持っていると考えられる。健康や病気という場合に、量的に計測される平均値や、健康の指標として用いられる「正常値」とその逸脱があるわけではない。スピッカーは、「カンギレムにとって健康や病気は、われわれ人間に関するかぎり、それぞれに別個の状況に位置する統一的存在としての生きた人間の質を表現するものに他ならない」と言っている。

私たちは、一人ひとりの人間として〈統一的存在〉である。私たち一人ひとりは、各臓器や骨、筋肉や皮膚を足し合わせてできあがった集合体ではない。身体的・心理的・社会的・スピリチュアルな側面を持ちながらも、一つに統一された〈全体としての人間〉である。したがって、スピッカーも言うように、「病気に冒された肝臓は、それが特定の環境や社会など文化的状況のなかで生き、苦しんでいる患者自身と分かちがたく結びついているからこそ、『病気に冒されている』のである」。つまり、細胞や器官が病気になるのではなく、一個の全体としての私たち一人ひとりが病気になるのである。この点について、カンギレムは、次のように説明している。

「結局、病理的事実とは、有機的全体性のレベルで、そして人間の場合には意識をもった個人的全体性のレベルでのみ――そこでは、病気が一種の悪になっている――、病理的事実として、すなわち正常な状態の悪化として、把握できるという方が適当ではないだろうか？　病気であるということは、確かに、人間にとって、言葉の生物学的意味でさえ、別の生を生きること（vivre d'une autre vie）である」。

カンギレムの言葉から明らかになることは、たとえ同じ病理的現象が存在していたとしても、一人として「同じ」症状を示すことの証明にはならないということである。なぜなら、その人の病気は、たとえ正常な状態で送っていた〈生〉とは異なるとはいえ、〈その人の生〉を形づくっており、〈その人の生〉は他の誰の生とも同じではないからだ。したがって、病理現象についても、その人固有の症状があるはずである。端的に言えば、その人の生から切り離されるような症状など存在しない。個々の人の生と結びついたそれぞれの「病気」の具体性を捨象《しゃしょう》し、共通な「疾患」のなかに分類し、その「疾患」に相応しい治療法を施すことができると考えることは、病気に冒された人をもはや全体的な存在者として見ていないことの証《あかし》である。カンギレムは、つぎのように忠告している。

「病気をいくつかの症候に分けたり、それらの併発症から病気を引き離したりするのは、きわめて人為的と思われる。文脈や背景のない症候とは何か？　併発しているものから切り離された併発症とは何か？　孤立した機能の症候やメカニズムを病理的なものと名づけるとき、個々の働きの分割しがたい全体の中での挿入の関係が、病理的なものを病理的なものとするのだということは、忘れられている」。

私たちは、ここまできてやっと、WHOの最初の健康の定義をカンギレムの医学哲学で補強することができる。つまり、「健康」とは、身体的・精神的・社会的・スピリチュアルに良好な状態であるだけでなく、〈その人固有の生のあり方を正常な状態で維持していること〉である。そのとき、健康は、様々な環境や状況、さらにはいろいろな文脈や背景の激変に対応し、それらに適応することができる〈能力〉によって支えられている。そして、スピッカーによれば、「病気」とは、「正常性の欠如であり、ある人間が環境の変化に対して安定した関係を保つ能力を欠いていることを意味する」のである。

それでは、次に、私たちが〈生〉を全うし、自らの存在をこの世の中から消さなければならなくなるときに、必然的に訪れる〈死〉について考えてみよう。そして、そこから、私たちの「奇蹟《きせき》」としての生がどのように見えるかということについて、考えてみよう。

第3節　死ぬことの意味

❖母の『お葬式』体験

もう十五年近く前になるが、母は妹に連れられて、本人いわく「本当に久しぶりに」映画を見に行った。伊丹十三監督『お葬式』がそれである。母の話によれば、映画そのものも確かにおもしろかったが、その映画がとくに印象深かったのは、それからしばらくして自分の母親の葬式を出さなければならなくなったからだった。母にとっては、自分の母親がいつか死ぬことは〈心〉のどこかで分かっていたはずだ。それでも、『お葬式』を見た後ではその偶然に驚いたのだろう。あるいは、その映画を見ようと思ったのも、母が祖母の〈死〉を察知していたからかもしれない。いずれにせよ、母は『お葬式』という映画を見ることで、祖母の〈死〉を引き受けると同時に、自分も〈死ぬ存在〉だと自覚したのだった。

聞いた話によれば、母は、祖母の葬式後、不整脈が出るという経験をしている。近親者の死後、遺族の疾病率や致死率は同世代のそれらと比較にならないほど高いという報告がある。そこから考えれば、母もまた祖母のあとを追う可能性があったと考えられる。死別（bereavement）が人間を〈死〉に至らしめるということがある。〈悲しみは人を殺す〉と言ってもよい。母にとって、祖母の〈死〉は「人間は死ぬ」という理屈ではなく、〈母親が死んだ〉という痛烈な経験であった。

❖死のタブー化

「人間は必ず死ぬ」。このことは、私たちの誰にでも共有されている確実な「知識」である。しかし、その一方で、〈死〉がタブー視され、日常生活から遠ざかっているという指摘がなされている。「死への準備教育」の日本におけるパイオニアであるアルフォンス・デーケンは、自身のユーモラスな体験を語りながら、日本における「死のタブー化」について指摘している。それは、彼が、学生の結婚式のスピーチを頼まれたとき、当の学生からデーケンの「死の哲学」の講義を受けていたことにはスピーチで触れないようにお願いされたというものである[8]。

また、柏木哲夫も、大阪大学人間科学部の学生百五十人に個人的な〈死〉の経験を聞いてみたら、肉親や知人を含め、臨終《りんじゅう》の場面に居合わせた学生は一人もいなかったと述べている。「これほど死が日常生活から遠い存在となっているのである。経験のないことは不安や恐れをよびやすい。時にはタブー視されることもある[9]」。確かに、〈死〉について語ったり深く考えたりする経験は、学生でなくてもそれほどあるわけではない。デーケンや柏木は、彼らの研究の性格上、〈生〉と〈死〉について日頃から考えざるをえない毎日を送っているから、「死のタブー化」の現実を痛切に感じているのかもしれない。

❖女子学生にとっての「死ぬことの意味」

「倫理学」講義で実施した「死についてのアンケート」では、柏木の報告とは違って、自分の祖父母・両親・友人・知人などの〈死〉に直面した人が予想よりも多かった。ただ、柏木の報告では「臨終の場面」という特定の状況が語られていたのに対して、私の場合は、「あなたは、『親しい人の死』に直面したことがありますか。直面したことのある人は、下の選択肢から選んでください。1両親 2兄弟・姉妹 3祖父母 4恋人 5親友 6友人 7その他」という問い方だった。だから、実際にどの程度、臨終の場面に直面したかは、正確にはわからない（それでも、感想欄には臨終の場面としか考えられないようなコメントを書く学生もいた）。

アンケートから分かったことだが、学生たちは〈死〉を具体的に考えるということをしてきていない。多くの学生が、〈死〉について「わからない」「考えたことがない」「考えたくない」という感想を書いている。その中で、十八歳の女子学生は、「親しい人が亡くなったこともなく、〈死〉というものに対して深く考えることは今まではっきりいって、ほとんどない。でもまあ、〈死〉ぬ直前になってその意味が分かったら、ラッキーって思って、悩まずに死んでいきたいな」と書いている。

面白いことに、彼女は、「親しい人の死」という項目の選択肢を選ぶとき、「7その他」を選び、空欄に「ペット（犬）」と書いた。彼女については面識もなかったので、彼女が、かわいがっていた犬とどのような死別体験をしたのかを詳しく聞くことはできなかった。そのため、彼女が、自分の肉親や知人の〈死〉やペットの〈死〉について、本当はどのように思っていたのかはわからない。しかし、彼女にとっての〈死〉とは、何も「人間の死」を意味していなくてもよかったのだった。

私は、彼女によって重大なことに気づかされた。私は、知らず知らずのうちに、〈死〉について、〈自分の死〉や〈自分以外の人間の死〉、そしてそれらに対する感情や感覚を問題にしていた。私たちが体験する〈死別〉は、なにも「親しい人との死別」だけを意味するのではない。かわいがって一緒に生活してきたペットたちとの〈死別〉もまた、私たちの辛《つら》い体験の一つを形づくることがありうる。そのことに、私は思い至らなかったのだ。

私が彼女から学んだいちばん大きなことは、〈死〉をどのように考えるか、または感じるかは、その人固有の問題であり、その人にとっての〈死〉の意味が存在するはずだということである。彼女は「親しい人の死」は経験していないけれども、〈親しいペットの死〉は経験している。そして、そこから彼女なりの「死の意味」を考えるきっかけを手に入れたはずだ。

❖自分の〈死〉・他者の〈死〉

彼女が言うように、〈自分の死〉について「死ぬ直前になってその意味が分かったら」本当にラッキーだろう。誰もが、その意味を分からないまま、そして分かる間もなく死ななければならないからだ。分からないから不安になるし、怖くもなる。柏木も言うように、「日常生活から遠い存在」になりつつある〈死〉は、私たちに不安と恐怖をもたらす。

しかし、ここで考えなければならないのは、「日常生活から遠くなりつつある死」とは、いったい〈誰の死〉なのだろうかということだ。そして、それは、女子学生が「死の意味が分かったらラッキー」というときの〈死〉と同じ〈死〉なのだろうか？ 私たちの日常生活から遠くなっているのは、自分以外の人やものの〈死〉、つまり〈他者の死〉であり、彼女が考え、「その意味が分かったらラッキー」といっている〈死〉とは、〈自分の死〉なのではないだろうか？

つまり、日常生活でタブー視され、遠ざけられているのは、〈他者の死〉、もしくは死についての話題である。そして、私たちがなるべくなら避けたいなあと思っているのは、自分自身が体験してしまう「他者が死ぬという現実についての経験」である。それに対して、〈私が死ぬ〉という現実を想像して、私たちが恐れているのは、〈私自身が死ぬということ〉である。私は両者は異なることだと思う。

「他者の死を経験すること」と「〈私〉という自分の死を体験すること」とは異なる。なぜなら、〈他者の死〉を経験することはいつでも誰にでもできるし、それについて語ることもできる。しかし、〈自分の死〉を体験することは、絶対に不可能である。〈死〉を体験する主体である〈私〉自身が、実際に死ぬことによって存在しなくなるのだから、そもそも〈自分の死〉の体験というものは成立しない。それならば、〈死〉を恐れても仕方がない。上田三四二が至りついたのは、まさにこのような死生観であった。

❖死のタブー化から死の希薄化へ

〈自分の死〉を体験できなくとも、〈他者が死んでいく現実〉は経験できる。そして、私たちの日常生活から遠くなってしまったのは、〈死〉を身近に経験するという「ナマの体験」である。自分の家族や親類、友人や知人を喪失した経験がないとき、人は〈死〉を観念的に考えるしかない。

誰もがみんな、「死は大切な問題だ」と頭で分かっていても、自分のこととして突きつけられないと真剣に考えられない。十九歳の女子学生は、「『死』ついてあまり考えたことがなかったので、『死』というとき、どんなことを心に浮かべますかといわれても、すぐには浮かんでこなかった。『死』に直面したこともないので『死』ということについての実感がわからない［実感がわかない？］」と、アンケートに書いている。この学生の言葉はもっともだと思う。

もちろん、この女子学生について、のんきな学生だと思ったり、苦笑したりするのはやさしい。それでは、大人たちは、彼女よりも死を身近に感じ、それに対して対処しているのだろうか？　そんなことはない。誰もが、〈死〉の問題を自分の日常生活の中できちんと考えたり、〈死〉に対する心構えについて日頃から考えているわけではない。

誰でも、日常生活では〈死〉についてのナマの体験もそれほどないのだから、〈死〉に関する思考や判断に確実性も切実さもない。そうしたことが積み重なっていくうちに、〈人が死ぬ〉（「人は死ぬ」という一般的な命題ではないことに注意しよう）という厳然とした現実が曖昧《あいまい》になっていく。

曖昧になった死は、ある場合には、美化される方向に行くこともある。二十一歳の女子学生は、

「私は死んだら、私の遺体を次の三つにして欲しい、というか、なりたい！と考えています。まず、一番現実的なのが、献体。死んでからも役に立つなんて、すばらしい。私も、『人体の世界』（国立科学博物館で開催されている）［一九九五年当時、上野の国立科学博物館で開催されていた――引用者注］に行ってきました。様々な切られ方をしたプラスティネーションに私はなりたい！と思いました。二番目は、ミイラ、三番目は鳥葬にされる、です。［中略］どれも、死んでからも、なんらかの役に立つ（ミイラはちがいますね）。だから、私はまったく死ぬのはこわくありません」と書いている。

彼女が考えている〈死〉は、自分の死体の使い方に基づいている。彼女には、〈自分が死ぬということ〉を恐れたり不安に思うことよりも、〈死後の生〉を視野に入れた視点がある。それも、自分の死体のもつ〈有用性・有効性〉を前にしては、〈死〉の恐怖はみじんもなくなってしまう（このような学生に対しては、「自分が死ぬということを真剣に考えていない」と判断するのが、妥当なのだろう。しかし、もしそうでなかったとしたら……）。

彼女に見られるように、〈死〉という曖昧で不確かなものは、それに対する感情もまた希薄化させる。一概には言えないだろうが、テレビドラマで頻繁に死者が出れば、それに応じて〈死〉に対する感情もまた鈍麻《どんま》していくことはありうる話だ。最近の犯罪がますますファミコン・ゲームのようになり、犯罪もたわいもない動機からなされるということは、〈現実の希薄化〉、さらにいえば〈死の体験の希薄化〉が生じているからかもしれない。

❖〈自分の死〉のリアリティ

それでは、〈死の体験の希薄化〉を避けるのにはどうすればよいのか？　私にも妙案があるわけではない。ただ、それでも〈自分が死ぬ〉ということの直接性から、「死とは何か」という問題について迫っていくしかない。近親者や友人・知人の〈死〉を幼い頃に体験した学生でも、〈死〉を〈自分の死〉から考えようとはしていない。二十一歳の男子学生は次のようにアンケートに書いている。「友人や祖父母の死に直面した時は、まったく実感がわかなかった。時が経つにつれて、『いない』ということは、理解できたが、『死んだ』ということは、いまだに理解できない。『死』（特に近親者の）を、その本人が生きている時に考えるとさびしく、悲しい気分になるが、実際に死んだ時は、あまり感じない。（信じられないという気持ちがあるからだと思う）」。

彼の場合は、〈死〉を「絶対的不在」として考えることで、〈死〉を把握しようとしている。しかし、「近親者の死」の経験ということになると、彼は「実感がわかない」という。〈あたま〉で理解することと、〈からだ〉で実感として経験することとの間で齟齬《そご》が生じている。彼は祖父母や親戚、さらに友人の〈死〉を経験しているのに、彼は〈自分の死〉については語らない。アンケートという制約があるからだろうが、〈自分の死〉について考えるということは、彼にとってはなかなか難しいことだったのだろう。

それでも、彼の場合とは正反対に、祖父母の〈死〉に直面したことのある二十三歳の女子学生は、「私は『死ぬ』のが非常にこわいです。死んだら今の『私』という感情はどこにいくのか、その感情はどこへいくのか、生まれかわるのなら、今の『私』から来世の『私』になる時、どうなるのか大変こわい。でも『死ぬ』ことを考えると頭が変になりそうなのであまり考えないようにしています」と書いている。彼女は、〈自分の死〉を考えすぎると「頭が変になりそう」になる。彼女にとっては、〈自分の死〉があまりに直接的すぎるので、彼女はそこから逃れようとして「あまり考えない」という道を選んでいる。

ふたりの学生は、彼らなりに真剣に〈死〉について考えようとしている。男子学生は〈他者の死〉をきっかけにして、女子学生は〈自分の死〉をきっかけにして、「死とは何か」という問いについて考えようとしている（考えないようにしている）。その際に、ふたりとも〈他人の死〉と〈自分の死〉とを密接に結びつけている。それもそのはずで、祖父母や他の人の〈死〉に直面するという経験を介して、〈自分の死〉のリアリティに触れてしまったのだから。

ちなみに、戦前・戦中派に属する私の母は戦時中に空襲を経験している。もしかしたら、知り合いを戦争で亡くしているかもしれない。家の庭先に焼夷弾《しょういだん》が落ち、命からがら防空壕に逃げ込んだ経験のある母にしてみれば、そのとき死ななかったことはたんなる偶然にすぎなかったかもしれない。また、ある程度長く生きていれば、〈他者の死〉に直面する機会も多い。母は、私よりも〈死〉をリアル（現実的）なものとして考えることで、〈死〉を遠ざけるのではなく、そうかといって必要以上に恐れるのでもなく、〈死〉と隣り合わせに生きてきたのかもしれない。

そして、母から見れば、母親の〈死〉という現実は、「誰かが死んだ」という「他人事《ひとごと》」や、「死んだのは自分ではなく、母親であった」という単純な現実認識でもない。〈実の母親の死〉の体験は〈母親が死んだ。そして、私も死ぬ〉という、〈自分の死〉を視野に入れた上での〈リアリティの感覚〉として受け止められているはずだ。その点で、彼女にとって〈他者の死〉と〈自分の死〉とは密接な関係にあったのだろうと思う。

❖〈死〉を引き受けること——悲嘆（grief）

他人の死あるいはかわいがっていたペットの死という〈他者の死〉という現実と、その現実に対して、自分の中に生ずる感情との関係が密接であればあるほど、〈死〉そのものを〈自分の死〉に引きつけて考える場合が多くなる。他方で、経験した現実と経験から生ずる感情との関係が希薄になれば、〈他者の死〉は、まさに「他人事」として自分とは関係のないものに見えてくる。〈他者〉が死んだという現実を、あまり重要な経験として引き受けなければ（あるいは、引き受けることを拒否してしまえば）、私たちはその現実に対する感情に引きずられることはないかもしれない。

しかし、〈他者の死〉を、自分にとって世界の破滅と同じ程度の重大事として引き受けてしまったとき、私たちは「悲嘆《ひたん》（grief）」にくれる。多かれ少なかれ、私たちは、〈死〉に直面することによって、〈死別〉に伴う喪失感や悲しみを経験する。そして、死別による悲しみ方は人それぞれであり、その程度もまちまちである。死別した直後には、わんわん泣いて取り乱し、手もつけられなくなってしまう人もあれば、気丈《きじょう》にも涙をこらえ、葬儀を取りはからい、弔問《ちょうもん》客にもきちんと対処する人もいる。だからといって、このような人がまったく悲嘆していないとは言い切れないし、その気丈な振る舞いが悲しみで彩られていることはよくあることだ。

哲学や倫理学では、悲嘆経験についての探究はあまりなされていない。それに比べて、臨床心理学、精神医学や看護学などの分野では、私たちの死別や喪失に伴う悲嘆について、さまざまな研究が試みられている。それらの研究に基づいて、臨床心理士や精神科医、看護婦たちが、悲嘆にくれている死別体験者や喪失体験者に対する援助や関わりについて重要な指摘を行っている。このような研究に基づいて、私たちも、悲嘆とその援助について、少し立ち止まって考えてみよう。それは、哲学的にも倫理学的にも十分意味のあることだと思う。

第4節　死に立ち会うこと

❖死別と悲嘆

私たちは、日々、出会いと別れを繰り返して生きている。古くさく言えば、「出会いは別れのはじまり」である。デーケンは、フランスには「別れは小さな死（仏 Partir, c'est mourir un peu.）」という諺《ことわざ》があると言う。私たちは、自分の持ち物をなくしたり、ペットと死に別れたり、大切な人を失ったりするたびに、自分の〈心〉のどこかが欠落したような喪失感を味わう。なかでも、死別による喪失感は、筆舌《ひつぜつ》に尽くしがたいものがある。

十九歳の女子学生は、「同じ年の子が中三の時に病気で死んだ。その子は小学校四年で同じクラスになってすぐ、病気で入院し、手術、薬物投与をうけたらしい。薬の副作用で背が縮み、顔は別人のようだった。死んだと聞いた時、やっぱりと思った。不治の病だったらしい。自分の中で何か一つ失くしたという喪失感があった」とアンケートに書いている。彼女のように、死別は私たちにショックと混乱をもたらす。死別によるショックは、通常の感情とは異なった種類の激烈な感情である。

日常ではほとんど体験することのない〈死別による強烈な悲しみ〉を「悲嘆の心理」として、精神医学、心身医学、看護学、心理学、教育学などの分野が研究を進めてきた[10]。それでも、平山正美によれば、日本においては悲嘆の精神病理学的研究はなされてこなかった。その理由として、彼は「日本の社会においては、悲嘆を精神の病理の対象としたり、そこに治療的意味を持たせたりするエートス（慣習――引用者注）がなかった」と言っている。そして、「むしろ、われわれは悲しむことを問題にすることは悪であると考え、死と同じように悲しむこともタブーとし、抑圧したり、否認してきたのではなかったか」と続けている。

私たちの生活の中で、しばらく前までは、男性が泣くことはみっともないことであり、女々《めめ》しいことのように言われてきた。私は昔から泣き虫だったから、子どもの頃からよく泣いていたが、それでも、泣きながら、泣いている自分が恥ずかしく、男らしくないことのように思っていた。フェミニストには怒られてしまうけれど、私もまた、その時代のエートスを引き受けており、自分でも「男は泣かないもの、女は泣き虫で、すぐ泣く」と思っていたのだった。

歯を食いしばり、耐えることが美徳であったような社会がかつてはあったし、そのエートスは今でも存在している。そして、「悲しければ泣いてもよい」という考えはそれほど古いわけではない。ところが、古いエートスを引きずってしまい、きちんと泣けない「大人の男たち」は、泣き言を言う場所も持てないまま、辛さを噛《か》みしめなければならない。その意味で、私よりも年輩の男性の自殺が多いのも、もしかしたらこの古いエートスに縛られて身動きができなくなった結果と考えることもできる。

企業戦士として働いてきた男性の中には、失職して自分の仕事の生きがいを失い、そのことを悲しめばよいのに、それができない人がいる。悲しむことを抑圧し、耐えてしまう。身近に相談できる家族があっても、がんばってしまう。しかし、その辛さにうまく対処できなくて、人生の落伍者《らくご》になるよりも潔く死を選ぶという誤った選択にはしるということはありそうである。平山は、「最近、心理学や精神医学によって得られた知見《ちけん》によると、悲しみを抑圧すると、かえって、その悲嘆が慢性化したり、歪んだ形で表出されるなど、悪い影響が出ることが明らかにされている」と言う。

自殺などするよりも、私たちは悲しむ術《すべ》を身につけた方がよい。それに、自分が十分悲しんだ経験がないと、他人が悲しんでいるときに、うまく対処できなくなる可能性もある。もしくは、悲しんでいる人を不当に傷つけるようなことが起こるかもしれない。悲しむということは、とても大切なものだと思う。

❖悲嘆とは何か

それでは、うまく悲しむというのは、どのようにすればよいのか？「死別の悲しみ」という、私たちが生きていて感じる最大級の悲しみとは、どのような悲しみなのか？

そもそも悲嘆もしくは悲嘆を含む死別の悲しみとしての「悲哀（mourning）」に最初に目を向けたのは、精神分析学の創始者ジクムント・フロイトである。彼は、一九一七年に「悲哀とメランコリー」の中で、「悲哀」という心理状態に着目した。フロイトは、そこで悲哀について次のように述べている。「悲哀はきまった愛する者を失ったための反応であるか、あるいは祖国、自由、理想などのような、愛する者のかわりになった抽象物の喪失に対する反応である」[11]。フロイトは、悲哀が生じる場合として、具体的な個人の喪失の場合と抽象物の喪失の場合の二つを挙げている。しかし、私たちとしては、抽象物の喪失に対する反応ではなく、愛するものを失った心理的反応としての悲哀や悲嘆について考えることにする。

最近では、悲嘆・悲哀の心理研究が進んでおり、様々な研究がなされている。例えば、ジョージ・バーネル、エイドリエン・バーネル夫妻の『死別の悲しみの臨床』によれば、「死別」概念には、死が私たちから愛するものを奪い取るという意味が含まれている。そのため、死別とは「死による分離あるいは喪失」のことを指す。また、死別という出来事はある特定の時点で生じ、死別に伴う「悲嘆」は「死による喪失から生じる強い感情ないし情緒的な苦しみ」を意味する。

それに対して、「悲哀」は悲嘆とほぼ同じ意味を持っているが、とくに「喪に服する（mourning）」という意味で理解するならば、「死による喪失に引き続いて個人が見せる行動」を指すことになる。つまり、「喪に服する」ことは、「悲嘆の社会的表現」であり、「喪に服する儀式とそれに関連する行動」を意味し、例えば「喪服を着るなどの行動」に他ならない。このように、バーネル夫妻は、悲嘆を感情、悲哀を社会的行動というように明確に分離した。そのような分類の背後には、彼らが死別体験者の心理的援助という観点から、悲嘆を理解するという態度をとるということが挙げられる。

しかし、私は、彼らのようなカウンセリングの専門家だけでなく、ふつうに生きる私たち自身も、死別や死別悲嘆、悲哀という感情に関わる問題を考えるべきだと思っている。私たちは、死別の悲しみの深刻さと、そのマイナスの力をもっと知るべきである。私たちは、死別の本当の問題についての感受性が鈍すぎるし、知らなさすぎる。死別の悲しみ（悲嘆・悲哀）を軽々しく扱いすぎる。

死別後に体験する悲嘆や悲哀は、私たちがそれに気づく間もなく、私たちを翻弄《ほんろう》し、引きずりまわす。それなのに、死別を体験していながらも、悲嘆に対してきちんと対処できないまま過ごしたりする。最も危険なのは、悲嘆を現実的に体験したことのない人たちが、ただ闇雲《やみくも》に慰めるような場合である。彼ら・彼女らは、死別体験者を何とか励まそうとするのだろうが、そのことがかえって死別体験者の〈心〉を傷つけるということに思い至らない。私たちは、悲嘆について十分知る必要があるだけでなく、悲嘆にくれている人たちにどのような関わりができるかについて、もっともっと知るべきなのだと思う。

❖悲嘆の仕事（grief work）

死別が悲しく、つらい出来事であるとしても、死別の悲しみを体験してしまった人たちは、それを乗りこえ生きていかなければならない。私たちの日常では、死んでしまった人のことばかりを思い煩っている暇は、それほどたくさんあるわけではない。それに、私たちが〈心〉の底から、悲しんでいても、おなかはすくし、眠くもなる。二十四時間、いつもいつも泣いてばかりでは生きていけない。

だから、悲しみを乗りこえて生きていくしかないとき、それは辛く厳しい試練になる。フロイトは、悲哀を乗りこえていく過程を「悲哀の仕事（独 Trauerarbeit 英 mourning work）」（「喪の仕事」）と呼ぶ。また、エーリッヒ・リンデマンは、悲嘆を体験するプロセスでは、計り知れないほどの身体的・情緒的エネルギーが必要になると言った。

確かに、私たちが死別体験を乗りこえていく「仕事＝労苦（独 Arbeit）」は長く続き、容易に出口にはいたらない辛い作業だと思う。愛する人が死ぬという現実に、私たちはたじろぎ、我を忘れ、悲嘆にくれる。その人がいないことを何かにつけて確認し、その不在を確認することで再び〈その人の死〉を認識する。二十歳の男子学生は、「死についてのアンケート」で、「母親の死が小学二年の時で、その時実感はなかったが、時がたつにつれてじわじわきた。今は死は悲しいとはきめつけない」と書いている。

彼は、小学校二年というまだ幼い時期に母親と死に別れるという辛い経験をしている。母親との結びつきが最も必要なときに、不意に彼は母親を喪失してしまった。彼はまだ幼すぎて、母親が死んだという現実についての実感も、母親がもう存在しないという喪失感も、実際には湧かなかったのかもしれない。時がたつにつれて、母親の不在ということが「じわじわ」実感されてくる。彼にとって、ものごころついたときからが「悲嘆の仕事」だったと思う。彼が二十歳になって、「今は死は悲しいとはきめつけない」と言い切ったのは、彼なりに「悲嘆の仕事」を乗りこえたうえでの言葉だと思う（本当に乗りこえたのだろうか?・）。

もちろん、彼が母親の死という現実から何を学んだか定かではない。ただ、彼の抱く「死のイメージ」が、「すべての終り、心の滅亡、逆の幸福、生きることの苦痛からの開放」というものであるとき、もしかしたら、母親は生きることを苦痛としていたのではないか、そのことを彼は幼心で理解していたのではないか、と思われる。母親は死ぬことで苦痛から解放されると彼は思ったのかもしれない。そのとき、彼にとって、〈死〉は悲しみではなく、母親を苦痛から解放してくれる「逆の幸福」だったのだろう。

❖悲嘆を乗りこえること——アティッグの理論

悲嘆を研究している哲学者トーマス・アティッグは、悲しみには共通のパターンがあると言う(12)。彼によれば、死別に遭遇したとき、まず第一の段階として、私たちは打ちのめされる。私たちが悲しむとき、私たちは死別によるショックを受け、それを信じるのを拒み、戻ってくれるように切望したりして、故人に〈心〉を奪われ、その人の思い出の光景や音やにおいを鋭く意識する。また、故人を慕い捜し求め、感覚が麻痺《まひ》したりもする。

その後、中間の段階にさしかかると、肉体的疲労にさいなまれ、いらいらしやすくなる。悲しみ、抑うつ、不安、絶望、無力感、怒り、落胆、罪悪感といった強く激しい感情に突き動かされる。ときとして、故人を理想化したりする場合もあるだろう。他人から孤立し、日々の生活に対する意欲を失ったりもする。

そして最期の段階に入ると、感情の激しさが和《やわ》らぎ、故人にとらわれなくなったことを経験する。社会的な触れ合いを取り戻し、死んだ人のことを苦痛なく想い出し、日々の生活の中で目的と希望を見出すようになる。しかし、アティッグによれば、これらの段階は必ずしも「肉体、感情、行動、社会、知性面の影響を、予測できる順序で経験する」わけではない。つまり、「悲嘆のプロセス」は「受動的に自然に」経過していくわけではない。彼は、私たちが悲嘆の激烈な感情と混乱の中で、悲嘆感情に対して〈能動的に対処していこう〉とする試みがあることを強調する。

そこで、彼は「悲しむ営み（grieving）」と「悲嘆（grief）」とを区別する。彼は、悲嘆について、「故人がすでにいないことに気づき、戻ってきてくれることを願うとき、悲嘆という感情を経験する」という。つまり、悲嘆とは「誰かを亡くしたときに私たちのうちに引き起こされる苦悩の一部である」。それはあくまで「死別の重要な衝撃の一つ」であって、その感情はあまりにも強く私たちの〈心〉のすべてを奪ってしまうマイナスの力をもっている。

私たちが〈死〉の悲しみにくれ、その感情に流されてしまうとき、私たちは悲嘆の感情に〈心〉を支配されている。悲嘆は私たちの気力を萎《な》えさせ、明日への希望を失わせる。世界を灰色に染め抜き、その人がいない人生が虚しく、味気ないもののように思わせる。あるいは、悲嘆の感情を忘れてしまったら、自分がその人のことをもう気遣うこともなくなるのではないかと、私たちは恐れている。その人が戻ってきて欲しいと思わなくなると、もうその人のことがどうでもよくなったかのように思えてしまい、悲嘆から抜け出せない場合もある。

悲嘆の感情はマイナスの力で、私たちの生きる方向を曲げてしまう。アティッグは、悲嘆の感情を乗りこえ、「世界をあらたに学びなおす」ことを示唆《しさ》する。彼によれば、「悲しむ営み」とは、「世界を学びなおす営み」なのである。悲嘆の感情に対して、「首尾よく対処するには、故人のことを完全に忘れてしまう必要はないが、極端な悲嘆の一部である、不可能を求める非合理的な願望は捨てる必要がある。私たちを衰弱させるし、麻痺させてしまうおそれもある極端な感情をふり払い、積極的に対処することに焦点を移さなければならない」。

死別は突然訪れる。それに対して、私たちは準備や対処のしようがない。いつ、誰が亡くなるか、誰も分からない。死別は突然私たちに襲いかかり、私たちを翻弄《ほんろう》する。その出来事の前では、私たちは為《な》す術がない。そして、死別は私たちに悲嘆をもたらす。だから、悲嘆も突然訪れ、さらにそれは激しく私たちを占拠する。しかし、悲嘆の感情に対して、私たちは、能動的に積極的に対処することができる。アティッグは言っている。「死別には選択の余地は、ほとんど、あるいは、まったくないが、悲しむ営みは選択の余地で満ちている。課題に取り組むとき、将来に向けた行動の選択肢のなかからくりかえし選ぶ。一度に世界全体に対処はしないし、そんなことはできない。立ち向かうべき新たな情況と、取り組むべき新たな試練がつねにある。選択をするとき、新たな選択肢が目の前に開ける」。私たちは、悲嘆の前でそれほど無力ではない。私たちは能動的に死別の悲しみに対処し、日々を生きていかなければならない。多少長くなるが、とても大切なことなので、アティッグの言葉を引用する。

「この世界で自分の進むべき道を学び、死別を体験したとき、学びなおすというのは、考えを学ぶというたんなる認知の問題ではない。私たちが気づかう誰かが死んだせいで世界が変わってしまったことを学ぶという問題ではないのだ。学び、学びなおすということは、私たちの生活のあらゆる面で一度に自分のすべてを投入して、この世界でいかに自分自身であるべきかを学び、さらに、私たちが気づかう誰かが死んだあとで学びなおすことだ。そのように学びなおすことをとおして、私たちは自分のさまざまな感情に耐えて生きるすべを見つけ、喪失によって色づけされた生活の中で自信、自尊心、アイデンティティを確立しなおそうと苦闘する。自分で選んだのではない新たな境遇に自分の行動と日々の生活パターンを適合させるよう、毎日の生活に目的があるという感覚を取り戻そうと苦闘する。肉体的・生物学的ニーズを（他者と親密でありたいという欲求を含め）満たす手段を捜し求める。残された他の人々とともに生きるすべを捜し求め、家族、友人、同僚、世間一般とふたたび意味のある形で結びつこうとする。自分の身に起こったことについて抱く疑問に対する答えを捜す。希望を新たにすること、生きつづけるなかで慰め、平安、意味を見いだすことを可能にしてくれる信念のなかに、親しい人の死と自分の人生を位置づけようとする」。

もはや、アティッグの言葉に付け加えて、私が言うことはない。私たちは親しい人の〈死〉に直面し、悲嘆にくれる。しかし、その悲嘆の感情を乗りこえるためには、私たちは残された自分の力を信じるしかない。そして、〈亡くなったその人〉のいなくなった世界を生き抜いていかなければならない。〈その人がいた世界〉と〈その人がいなくなってしまった世界〉とは、世界の組成が異なる。そうであるならば、私たちもまた、世界における〈自分の存在の仕方〉のすべてを組み替えていかなければならない。〈その人がいなくなった世界〉のなかに、〈不在のその人〉と自分とを位置づけなおす必要がある。

私たちが悲嘆にくれていてもつねに明日は来るし、私たちは、その明日を生きていかなければならない。悲嘆から何とかして立ち上がり、日々を再び生きていかなければならないとき、「悲しむ営み」とは心理的な葛藤を乗り越えていくだけでない。〈不在のその人〉と私たちとの〈共同生活〉を乗りこえていかなければならない。死別を体験した後、私たちはあるときはジグザグに、あるときは立ち止まりながら、「悲しむ営み」を遂行していく。

私たちが〈良く生きる＝良くある（well-being）〉ためには、悲嘆の感情に対する対処の方法を身につけていかなければならない。アティッグによれば、私たちは弱い存在である。死別のような極端な出来事の前でもろくも崩れ去る可能性がある。だから、そのつど、自分の弱さを自覚し、その弱い自分から始めなければならない。しかし、弱い存在である私たちは、いろいろな困難に、悲嘆に対して、一人で立ち向かえない場合が多いだろう。誰かが近くにいることが大切になるだろう。そこから、ケア（気遣い）という観点まで、今、一息である。

しかし、まだそこに行くのには準備が足りない。私たちには、まだ語らなければならないことがある。もう一つの〈死〉について、もう一つの死別について語ることが残されている。

第5節　ペットロス

❖内田百閒の猫(1)——ノラの場合

内田百閒に「ノラや」という随筆がある。ノラは彼がかわいがっていた猫で、あるとき、彼の家からいなくなってしまう。百閒の失意の様子は、彼がいかにノラをかわいがっていたかを告げていて、こちらの悲しみを誘う。ノラがいなくなった当日の日記に、彼は次のように書いている。

「ノラが昨日の午過《ひる》ぎから帰らない。一晩帰らなかった事はあるが、翌朝は帰って来た。今日は午後になっても帰らない。ノラの事が非常に気に掛かり、もう帰らぬのではないかと思って、可哀想で一日じゅう涙止まらず。やりかけた仕事の事も気に掛かるが、まるで手につかない。その方へ気を向ける事が出来ない。それよりもこんなに泣いては身体にさわると思う(13)」。

百閒の悲しみは、「ペットロス（pet loss）」症状そのままである。彼がこの随筆を発表したのが一九五七（昭和三十二）年だから、かれこれ四十年以上たっている。その当時は、「ペットロス」などという言葉もなかっただろうし、文学者であり随筆家でもあった百閒が、猫が一匹いなくなったぐらいで仕事も手につかないというのも滑稽《こっけい》だっただろう。彼は、心ない人が彼の家に電話してきて、彼の妻に悪態をついた様子を次のように書き留めている。

「『先生はご機嫌いかがですか』『いけませんので』『猫は戻りましたか』『いいえ、まだです』『もう帰ってきませんよ』『そうですか』『殺されて三味線の皮に張られていますよ』『そうですか』『百鬼園じじい、くたばってしまえ』暫くしてから、『尤《もっと》もそう云えば僕だってそうですけれどね』家内が返事をしないので、大分経ってから、『それでは』と云って向うから電話を切ったと云う。酔余の電話だろう。しかし酔った上の口から出まかせくらい本当の事はない。彼に取って、家でこんなに心配している猫が帰るか、帰らぬかはどうでもいい」。

百閒の人間観察力は鋭い。猫や犬などのペットを飼ったことのない人にとって、それらがいなくなることの痛みなど分かりようがない。分からないだけならまだしも、ペットがいなくなったり死んだりした人に対して、〈心〉の底から共感することもできない人も多い。この点については、百閒の時代から今に至っても、根本的に変わっていない。ペットを慈しむことが本当にできないから、ペットを飼っている人たちの気持ちを察したり、共感したりできない。だから、見栄や流行だけで、犬や猫を飼い、自分の都合で捨てていく人間が後を絶たない。

❖内田百閒の猫(2)――クルツの場合

内田百閒のノラは、結局、帰ってこなかった。百閒は、ノラとは「死別」ではなく、ノラの家出という「喪失」によって悲嘆の感情に苛《さいな》まれた。生き別れるのと死に別れるのとでは、悲嘆の仕方も変わってくる。とくに、猫のような自由奔放な動物は、プイッと出ていってしばらく帰ってこない場合もある。彼ら・彼女らには、それなりの動機と理由があるのだろうけれど、いなくなって取り残されてしまった飼い主にとっては何ともやりきれない思いだけが残る。

随筆「ノラや」は、「ノラや、お前は三月二十七日の昼間、木賊《とくさ》の繁みを抜けてどこへ行ってしまったのだ。それから後は風の音がしても雨垂れが落ちてもお前が帰ったかと思い、今日は帰るか、今帰るかと待ったが、ノラやノラや、お前はもう帰って来ないのか」という、百閒の悲痛な呼びかけで終わっている。百閒のノラに向ける思いは、ノラの失踪後ますます募るばかりで、ノラにまつわる随筆をいくつも書いている。

また、百閒はノラがいなくなってから、別の猫のクルツを飼う。しかし、五年以上飼っていたクルツも、病気をこじらせて死んでしまう。百閒は愛猫に関して、二度も喪失の体験をしなければならなかった。日記風にまとめられた「クルやお前か」という随筆は、猫の主治医と治療の経過、食事の量などが記されていて、クルツの容態が日増しに悪くなっている様子がわかる。それと同時に、百閒が猫に添い寝しながら、看病していることも書かれている。

「クルを撫でている家内が、吃逆《しゃっくり》をすると云ったので、すぐに跳ね起き付き添ってやる。臨終也。余り苦しみはなく、家内と二人でクルに顔をくっつけ、女中が背中を撫でてやる内に息が止まった。午後四時五分。三人の号泣の中でクルは死んだ。ああ、どうしよう、どうしよう、この子を死なせて。取り乱しそうになるのを、やっと我慢した。しかし、クルや、八月九日以来十一日間、夜の目を寝ずにお前を手離すまいとしたが、クルやお前は死んだのか(14)」。

百閒は、クルツを棺桶がわりの蜜柑箱に納棺し、庭の塀際に穴を掘って埋めてやる。その後、百閒は典型的なペットロスの症状をきたす。涙が止めどなくあふれ、微熱を出す。うとうとと寝入り、何も手に着かない。夢でクルツを見たり、クルツが死んだ夏も過ぎて、庭でコオロギが鳴く季節になっているのにも気づかない。現実に対して気がまわらなくなってくる。

百閒の妻の腕の中で眠っていたクルツが死んで、百閒夫妻は、クルツのいない日々を悲しみに耐えて生きていた。「クルやお前か」の末尾にはこう書かれている。

「あんなに暑かった夏も過ぎ、少し日が詰まって朝が遅くなりかけている。／夜明け前にふと目がさめた。／隣の寝床で家内が泣いている。紙を目に当てて泣き入っている様である。／お互にクルの事は何も話さない事にしているが、あの後すぐの或る朝、朝になるとつらいと家内が一言云って泣いた事がある。／その時からもう一月半も経っている。／しかし日は過ぎても、夜明けの今頃の時刻になると、寝ている家内を起こそうとして騒いだクルを思い出すのだろう。／家内が何かで目がさめたが、腕の中にクルがいないから泣いているのだろう」。

百閒夫妻にとって、ノラとクルツの喪失体験はあまりにも過酷な試練だった。そして、ペットを慈しんで飼っている人たちにとっても、百閒夫妻のような喪失体験もまた不可避の場合が多い。

❖父と犬の話

私の実家でも柴犬の雑種を飼っている。あるとき、家の駐車場のあたりにうろうろしていたのを、父が引き取ったのだった。田舎《いなか》の開業医である父は、患者たちに声をかけて、里親を捜したのだがうまくいかず、結局、父がその犬を「エス」と名づけて飼うことにした。実家ではエスがくる前には、犬を飼っていなかった。というよりも、犬に死に別れるのが嫌だと言って、父はしばらく犬を飼うことを止めていた。父は無類の犬好きで、彼が飼う犬たちも、彼に本当によくなついていた。父が犬に声をかけると、犬はしっぽをちぎれるかと思うほどふりながら走り寄ってくる。

高齢者とペットとの関係について、高齢者が配偶者を亡くしても、犬や猫を飼っている場合は立ちなおりが早いと言われている。自分一人の食事などどうでもよいと思うけれども、ペットがいたら、そうもいっていられない。自分が面倒を見なければ、彼ら・彼女らは死んでしまう。高齢者が配偶者を亡くした後でも生きていかなければならないという実感を持つのは、自分以外のものを養っているという生きがいを見いだしているからだろう。ハーバート・ニーバーグとアーリン・フィッシャーは、「年配の人にとっては、ペットがいなければ「空《から》の巣」（訳注・子どもが独立し、親と同居しなくなった家庭。母親が、家庭での役割を喪失したり、夫への失望から、抑うつ、虚無感、不安などの症状を呈する場合、空の巣症候群といわれる）になってしまう家の中で、自分を必要としてくれるペットはありがたい存在となるでしょう(15)」と書いている。

その反面、動物に死に別れたり動物がどこかに行ってしまったりという喪失体験は、高齢になってからでは相当な心理的な負担になる。とくに、ペットの方が人間よりも寿命が短いのだから致し方ないのだけれど、それでも高齢者は「死ぬ順番」を気にするだろう。高齢者にとっては、何ものであれ、自分よりも若いものに自分よりも先に死なれるというショックは、私のような若い人間には想像を超えてしまう。そう考えると、おそらく、高齢者の仲間入りをしている父は何度も犬に死に別れてきたので、年をとってからまた死に別れるのが辛くなってしまったのではないだろうか。父が犬を飼うことを止めるというのは、おそらく一大決心だったはずだ。たぶん、その意味で、父も年をとったのかもしれない。愛犬の死を経験することに、あるときから、耐えられなくなったのかもしれない。

結局、家に紛《まぎ》れ込んできた犬は、父によって育てられることになった。「誰も飼い主がいないから、仕方がないんだ」と不承不承語る父の顔は、なぜかほころんでいた。今では、田舎の実家にはエスとその娘の犬がいる。野良犬だったときの習性からか、エスはたびたび脱走した。父は彼女が抜け出せないように、塀を高くしたり、塀の隙間をふさいだりしたが、彼女は塀を飛び越えたり、わずかな隙間を見つけて脱出していた。そんなことを繰り返しているうちに、知らない間に、彼女は身ごもっていた。子犬を数匹産んだが、一匹をのぞいてもらわれていった。二匹の犬の世話は基本的に父がしており、彼の日々の楽しみになっている。

❖私のペットロス経験

エスにかぎらず、実家では何匹も犬を飼った。だから、私も彼ら・彼女らの〈死〉にたびたび立ち会ってきた。〈死〉に立ち会うたびに、私は悲嘆の感情に支配された。学校に行くのが嫌になったり、彼らが埋められた場所をたびたび訪れるということをした。そこで、また涙を流す。泣いても彼らが戻ってくるはずもなく、たんに土に変わってしまうことも知っていながら、それでも彼らと過ごした日々を想い出してそこにいた。

実家の犬たちとは別に、私自身は、五、六年前までシマリスを飼っていた。アパートやマンション暮らしが長かったので、犬や猫を飼うことができなかった。最近では、「ペット可」という条件を付けたマンションも増えたり、最初から犬や猫が飼えるように設計されたマンションやアパートも増えているが、当時では、まだまだマンションで犬や猫を飼うわけにはいかなかった。

そこで、小鳥や爬虫類以外で、小さい動物を飼おうと思ったのだった。シマリスはそんな私の要望に十分応えてくれた。両手でひまわりの種を食べる仕草は私を和《なご》ませたし、仕事から帰ってくると、暗い中からがさがさと新聞紙をかき分けて、とりあえず「お帰りなさい」の挨拶《あいさつ》（？）をする仕草に、独り身の寂しさを紛らわせてもいた。

だから、彼ら・彼女らが死んだとき、私は自分の仕事を投げ出して、彼ら・彼女らと一緒にいたいと思った。クルツを見送った百閒のように、私もリスに添い寝をしたかった（あまりにも小さな〈からだ〉なので、それはほとんど無理だったが）。彼ら・彼女らが死んだ後、私は「ペットロス」症状をほとんど経験した。悲嘆や悲哀、無気力、現実逃避、そして罪責感。

当時、このような症状が「ペットロス」によるものだと気づかなかった。かわいがっていた動物が死んだのだから、泣くのは当然の反応であり、誰もが悲しむものだという程度の理解しかなかった。そして、愛するペットを失った人間には、まわりの目は温かくはなかった。私のような落胆が、臨床心理学や獣医学の分野で研究されている「ペットロス」という特定の症状であると知ったとき、私は何か遠回りをしてきたような気がした。もう少しはやく知っていれば、もしかしたらこれほど苦しまなかったのではないか、そう思ったからだ。

私が飼っていたリスたちは、圧倒的に無力であり、逃げ出したくても狭い檻から逃げ出すことができず、食べたり飲んだりしたくても、餌をもらわなければそれは不可能である。それにも関わらず、私は自分の都合で彼ら・彼女らの生命を操っていたのだった。本当は、私が癒《いや》されているのに、彼らを飼ってやっているのだという傲慢《ごうまん》な気持ちがどこかにあったのだろう。家を長い時間あけるときも、餌や水はたっぷりあるからと自分で納得して、夜遅くに帰宅したりした。

彼ら・彼女らを亡くしたとき、それらのことが私自身の中で罪責感となっていった。「もう少し何かできたのではないか」、「もう少し彼らと一緒にいてあげればよかった」という気持ちは、リスたちが死んだあとますます強くなっていく。不注意で死なせた最後に飼ったリスに対しては、私はもっと彼にしてあげるべきことがあったはずだと思っている。その意味で、私は彼に申し訳ないと今でも思っている。

高柳友子は、「後悔のある死、ない死」について、彼女の後悔して思い出すたびに悲しくなるペットの〈死〉について触れ、「後悔しないように思いきり努力する、努力した自分に納得がいく、それが〈死〉という別れを受け入れるときに、とても大切なことなのだ[16]」と書いている。そうであるならば、私はリスを可愛がることに、そして彼ら・彼女らを世話することに努力してこなかったのではないかと思う。しかし、その一方で、私には、どこまで世話すればよかったのだろうかという疑問もある。自分が後悔しないように思いきり世話をするというだけでは、たんなる自己満足で終わってしまうような気がする。それで本当にいいのだろうか？

ペットたちは、人間の言葉を話さない。ペットとのコミュニケーションは、こちらの感覚と彼らとの間にある雰囲気で斟酌《しんしゃく》するしかない。それが十分なものなのかどうか、最後までわからない。私は、自分の「ペットロス」経験から、ペットの〈生命〉の責任は絶対にとれないのかもしれないことを実感したのだった。

❖現在のペットロスを取りまく環境

最近では、本屋のペット・コーナーに「ペットロス」関係の書籍が見られるようになった。インターネットのホーム・ページにも相当数のペットロスのページがある。ペットロス研究の先進国であるアメリカ合衆国は、ものすごい数のホーム・ページと、そのサポートのためのサイトがある。「ペットロス110番」が最初に開設されたのもアメリカだ。

日本でも、日本獣医生命科学大学獣医臨床病理学教室が一九九六年に「Pet Loss Support Homepage」を開設している (http:// www.alles.or.jp /~nvaucp / petloss.html)。そこでは、「ペットロスに関するシンポジウム」や「ペットロスを考える」という記事や懇談会の情報、「意見の広場」、雑誌や書籍の紹介が情報として提供されている。自分自身が体験したペットロスについて語る場所が「ゲスト・ボード」として開設されており、また、ペットロスに意見・情報交換としての「会議室」もある。〔同サイトはその後ペットロスの自助グループが管理を受け継いでいる (http://petloss.m78.com)。〕

徐々にペットロスをめぐる情報が広まっていっているが、それでも日本でペットロスが定着しているとは言い難いし、書籍やホーム・ページをのぞくと、世間の理解がないために、ペットを失ってそれだけで辛いのに、世間の風当たりも強く大変だという悲痛な叫びが聞こえてくる。ペットロスに世間があまり同情を寄せないのは、私たちの動物観に問題があるのではないかと思う。つまり、動物をどのように見ており、どのような存在として理解しているかということが、ペットロスの理解に影を落としてるのではないだろうか。

「たかがペットが死んだくらいで」という言葉は、世間の冷たさを表現する言葉として、ペットロス関連の本によく書かれている。私も似たような経験を持ったことがあるので、それを言われた人たちの気持ちはよく分かる。また、おそらく本人は善意から言っているつもりなのだろうが、「また新しい犬（猫）を飼えばいいじゃないか」とか、「あまり悲しんでいると、死んだ犬（猫）が成仏《じょうぶつ》できないよ」というように、声をかけることもある。

しかし、子どもや肉親を亡くした人に向かって、「また新しい子どもをつくればいいじゃないか」とか、「新しい家族をつくればいいじゃないか」という人はいない。ここには、ペットには代わりがあるけれど、人間の子どもには代わりがないという前提がある。ペットは取り替えがきくが、人間はそうはいかないというわけだ。こうした前提がおかしいのは、犬を失って悲嘆にくれている人は、つい先日まで、毎日散歩をしたり、走ったり、子どもと遊んでいた、飼い主やその家族にとってかけがえのない〈その犬が死んだ〉ということで悲しんでいるということを忘れていることだ。何に愛着を感じるかは、人それぞれだろう。そして、その程度も、一般的な尺度で測れるものではない。

ペットを飼っていた経験のある人でも、ペットロスの症状を軽くすませてしまった人もあるだろうし、何年たっても悲嘆から抜け出せない人もいる（ある意味で、病的な症状を呈する人もいる）。それは、私たちが肉親や友人、知人を亡くしたときに、つきあいの長さや深さによって、私たちの悲嘆の程度が変わるのと同じことだ。重要なのは、私たちが亡くした対象が、人間かペットかということに対する周囲の理解の差異である。

一九九九年十二月に改正された「動物の愛護及び管理に関する法律」では、動物の遺棄《いき》・虐待は三十万円以下の罰金、殺傷については百万円以下の罰金または懲役一年以下の刑が科せられることになった。しかし、それ以前の「動物の保護及び管理に関する法律」では、動物の遺棄・虐待で三万円以下の罰金、殺した場合ですら「器物破壊罪」しか適用されず、罰金は三十万円以下であった。法律が改正されたとはいうものの「殺人」に比べて量刑が格段に軽いのである。いまの日本では、ペットとは物でしかない。動物の〈生命〉など取るに足りないといわざるをえない。法律を支えている私たちの「常識」がやはり問題なのだと思う。

私たちの生活を彩り、私たちにとってはあるときは肉親よりも〈心〉を開いて話すことができる（実際には、彼らはきょとんとして見ているだけで、こちらが何を話しかけても、しっぽを振るだけだったり、ごろごろ喉をならすだけなのだが）彼らが死ぬということは、たんに「飼っていた動物が死ぬ」という一般的な命題ではない。私たち一人ひとりにとってかけがえのない人が死んだとき、たんに「人間は死ぬ」という抽象的な命題が問題なのではなく、〈このあなたが死ぬ〉とか〈あの誰かが死ぬ〉という、私たちにとっての、特定の具体的な〈その人の死〉が問題だったはずだ。

ペットを亡くした人たちの経験もまた、「動物が死んでも、物が壊れただけだ」という程度の意味しかもたない「動物は死ぬ」ということではなく、〈私が可愛がって慈しんだペットが死ぬ〉というかけがいのない、一回的な現実なのだと思う。したがって、その喪失体験もまた、二度と反復することのできない、強烈な感情を伴っているのである。

❖ペットロスとは何か

それでは、そもそも「ペットロス」とはどういう状態をいうのだろうか？「Pet Loss Support」のホーム・ページに臨床心理士の吉田千史が「臨床心理学の見地から見たペットロスの考え方と実際の症例の中でこのケースに該当するものの紹介」という題で、ペットロスを定義している。そこで、吉田は次のようにいっている。

「ペットロスというのは可愛がってきた動物を失う体験ですが、実際は、ペットロスの問題というのは動物との死別のことでその動物を失うことに伴ってその後色々な心理的な経過、つまり喪失反応という心理的な変化が起きます。そのことを一般的にペットロスと言います」。

吉田によれば、語源的には「ペットロス」とは、単純に動物を喪失することを意味する。しかし、臨床心理学的に見たとき、〈心〉の問題として生ずる「ペットロス」とは、ペットとの死別に伴う一連の変化を伴った心理的な喪失反応のことである。したがって、この意味で、人間の死別に伴う「悲嘆」や「悲哀」と同じである。それ故、死別した相手が人間であれ動物であれ、死別体験者の心理的変化のプロセスが同じであるならば、人間を対象にした悲嘆研究をペットロスに応用すればそれでよい。それならば、ペットロスとして取り立てて論ずる必要がないともいえる。

もちろん、それはそのとおりなのだが、私はあえてペットロスを人間の死別体験と分けて考えたい。

その理由は、人間と人間との関係と、人間とペットとの関係は、やはり異なると考えているからだ。私たちは、人間同士の関係の中に、何らかの共感関係を持つことができるが、ペットとの間には共感関係が成立することがない場合が多いということが両者の関係の差異を形づくっている。

ペットは人間から見たとき、人間とはまったく異なった原理で生きている〈他者〉である。この意味で、原理的には、私たちの好き勝手に彼ら・彼女らを支配し、操作することはできない。自分の〈からだ〉の一部ならば、さらに自分の分身であるならば、意のままに操ることも可能だろうが、〈絶対的な他者（意志疎通が不十分な他者）〉としてのペットはそうはいかない。

ペットは、私たちの意思を理解しているのか、理解していないのかわからないまま、自分の好きなように行動する。私たちが落ち込んで一人でいたいときにも、相手にして欲しいという態度を示すし、こちらが遊ぼうと思っても、彼ら・彼女らは、愛想すら見せないときがある。私たちとペットとの関係は〈自己と絶対的他者との関係〉であり、〈私の自由にならないもの〉、〈私の意志をうまく伝えられないもの〉との関係である。だからこそ、両者の間に結ばれた関係は、人間関係と同様に、否、それ以上に何事にも変えられない一回的な関係なのだと思う。

瀬戸環もまた、ペットロスも死別による喪失感であり、対象が人間であるか動物であるか代わりがないという意見について若干の留保をしている。瀬戸によれば、独身男性が猫を飼っていたとき、その猫は彼にとってはあらゆる欠点を許し、飼い主である彼の気持ちを受け止め、受け入れるという態度をとる。それは、ある意味で親が子どもを受け入れる態度に近い。つまり、「相手との関係で癒されるのは、むしろ人間側なのだ。その意味では、飼い主に自覚がないにせよ、親としての役割を担っているペットは少なくない」[17]。そしてまた、猫は親だけでなく、恋人の役割を担うかもしれないし、自分の子どもの役割を担うかもしれない。そのような場合で、飼っていた猫が死ぬと、「飼い主である彼は伴侶と子どもと親を同時に亡くしたような悲しみに襲われる」ことになる。

近親者や愛する人を同時に三人分亡くしたときの悲嘆は、想像を絶するものがあるだろう。一九九五年の阪神・淡路大震災で、家族のすべてを失い、一人だけ生き残った人が、仮設住宅の中で孤独に死んでいくという現実を知っている私たちは、親と伴侶《はんりょ》と子どもの三人分の役割を担っていた愛する猫を失ってペットロスの状態に陥った彼の心中を思いやることができる。そして、ペットを失うことの辛さを理解しない周囲の目にあうとき、彼の悲嘆は内向するしかない。そこでは、悲しみをこらえるというもっと辛い思いをしなければならない。ペットロスは、愛する人を亡くすことより以上に、辛い場合があるのはこういうことも含んでいるからだ。

愛する人であれ愛するペットであれ死別を体験すれば、同じように悲嘆するということは強調してもしすぎることはない。愛する人と死に別れることと、愛するペットと死に別れることの辛さは、そのものたちを愛した人から見れば差異はない。それらの間に区別・差別をもうけようとするのは、ほんとうに人や動物を愛したことがないからだ、というのは言い過ぎだろうか。

第6節　死への準備教育――Death Education

❖死への準備教育の必要性

これまで、死の問題と死別悲嘆・喪失悲嘆（人間とペットの場合）について論じてきた。そこで明らかになったのは、私たちの生活空間の中で、死そのもののタブー化と死に関する常識の圧倒的な強さである。常識やエートス（習慣・慣習）が、私たちの死別の悲しみやペットロスによる悲しみを妨げ、日々の生活の復帰を遅らせている。このような現状に対して、何か有効な手段を即座にとることはできないし、どこから手をつけてよいかもわからないことも多い。

とりあえず私たちにできることは、〈死〉ということについて、より正確に言えば、「自分の死」や「他人の死」について、どの程度想像力を働かせて考えることができるかということだろう。そのためには、いろいろな機会を利用して、〈死〉について考え、〈死〉を考えることによって自分の中に〈死の意味〉を蓄積させていくことだろう。そのためには、一人の経験によるだけでは不可能に近い。誰かの援助が必要になる。

人間が子どもから大人になる長い年月の間、時間をいちばん費やしているのは「教育」の現場である。そうであるならば、教育のなかに〈死〉についての教育も含み込めば、〈死〉に触れ、〈死〉について考える機会も多くなるはずだ。ここに、「死への準備教育（Death Education）」の必要性がある。「死への準備教育」は、おもに「死生学」（thanatology）の文脈の中で語られる。そして、「死への準備教育」には、基本的に三つの意味がある。それらは、(1)死への準備、(2)実際の死やこれから訪れる可能性のある死について、決定を下すための教育、(3)死の意味、死に対する態度、死に対する対処の仕方などに焦点をあてた一連の過程、という三つの意味である。[18] これらの意味の中で、第三の意味が、デーケンが日本で提唱する「死への準備教育」である。

また、『バイオエシックス百科事典』では、この意味の「死への準備教育」の目的として、次の五つの事柄を達成目標としている。(a)死とは自然なライフ・サイクルの一部であること、(b)死にゆく人(dying person)は、まだ十分に生きていること、そして彼ら・彼女らの病気の最期の段階にも、彼ら・彼女らなりのニーズがあること、(c)遺族はふつうの反応やニーズをもつこと、(d)死にゆく人やその家族は、支援するコミュニティ（supportive community）から十分な満足がえられる場合があること、(e)子どもたちは、死や死別（bereavement）を含むライフ・サイクルの豊かさを知る権利を持っていること、である。

❖子どもに対する「死への準備教育」

日本においては、小学校から大学までの公的な教育システムの中で、制度的に保障された「死への準備教育」はなされていない。デーケンが「死の哲学」について上智大学で講義し始めた一九七五年から数えても、まだ三十年にも満たない。それも大学生を相手にした準備教育でしかない。教育の一環として、「死への準備教育」が定着するのはまだ当分先のことのように思われる。

死をタブーにしているのは、何も社会のあり方や家庭における習慣や地域の慣習ばかりではない。私たちが教育を受けてきた十数年の間にすら、いろいろな意味で〈死〉は遠ざけられてきた。子どもが成長していく中で、家庭や地域で過ごす時間よりも、学校で過ごす時間のほうが圧倒的に長い。それにも関わらず、人間の生死について、教育の時間がまったく割かれていない。

「死への準備教育」の目的として、「子どもたちは、死や死別を含むライフ・サイクルの豊かさを知る権利を持っていること」が指摘されていることにもっと注意を払わなければならない。子どもは子どもなりに死の現実を引き受け、それに対処していこうとする。例えば、二十歳の男子学生は、近親者の死に直面したとき、「寝ているように見えた。でも、動かない。沈んだ家族の様子から『死』を感じた。『死んだ』という感覚は小学三年生だった私には、何とも恐ろしいものだった。朝、生きてた人が昼には死んでいた」と書いていた。また、伯父をなくした十九歳の男子学生は、「死に顔を見た瞬間に涙が出た」と記している。

私が最初に〈死〉を考えたのは、子どものころ自宅で飼っていた子犬を亡くしたときである。ペットの死は、子どもにとって一番身近であると同時に最も辛い経験である。動物とおもちゃの区別が付いていたから、私は子犬の「電池が切れた」とは思わなかった。それはやはり〈それまで一緒に生きていた子犬の死〉だった。だから、二度と会えないこと、もう私の手を遊んで噛んだり、一緒に走りまわることもないということも理解していた。デーケンも、「子どもたちの多くは、自分のペットが死んだ時に初めて死と向かい合うことになるのではないでしょうか」と書いている。私たちが生きている日常において、〈死〉が間近にあるということを、一緒に生活している子どもたちにも死が間近にあるということを忘れるべきではない。

子どもであることは、〈死〉という現実を引き受けるのに何の支障もない。子どもは子どもなりに〈死〉を引き受けていくしかない。大人の浅知恵で、子どもから〈死〉の現実を遠ざけることは、子どものためというよりも、子どもが悲しむ姿を見る自分がつらいからだとしか思えない。あるいは、デーケンの言うように、大人は大人で、「自分自身の悲しみを処理するのに精いっぱいで、子どもたちの気持ちにまではなかなか配慮しきれない」からかもしれない。しかし、そのような場合でも、子どもに〈死〉の現実を経験させる必要がある。

❖死別を引き受けられなかった子どもの話

ある学会で、柏木哲夫の講演を聞いた。柏木は、一つのエピソードとして、自分の父親を絶対に許せない三十代の女性の話をした。その話は次のようなものだった。父親が母親の病を子どもだったその女性に隠したために、彼女は母親はすぐ退院するものだと思って、闘病中の母親の面会にあまり行かなかった。しかし、母親は彼女が予期せずに亡くなってしまった。彼女は、母親が亡くなる前の貴重な時間に、母親に会うことができなかったことを悔《く》いた。それと同時に、母親の危篤《きとく》を隠した父親を未《いま》だに許せないというものだった。

柏木の話からも分かるように、子どもでも〈死〉の意味を理解することが可能であり、逆に〈死〉を遠ざけることは子どものためにならない場合がある。デーケンは「次代を担う子どもたちに、他者への愛と思いやりの心を育むには、『死への準備教育』は欠かせない教育の一つ」であると言っている。だからといって、今さら、「死への準備教育」が人間性を豊かに育てるなどと、文部科学省のようなことは言うまい。大切なのは、〈死〉が身近にあること、そしてそれは子どもにとっても例外ではないという、冷徹な現実認識を子どものときから身につけさせることだと思う。

そして、肉親や身近な人の〈死〉という現実に対して、どのように対処していくかという対処法を教えることもまた重要になってくる。デーケンは、「死への準備教育」における「悲嘆教育（grief education)」の必要を説いている。子どもに〈死〉を直面させるのは、遺された片親や近親者にとって最も辛いことだ。しかし、いずれ子どもも成長し、親や近親者の死という現実を引き受けなければならなくなる。柏木のエピソードに出てくる女性のように、大人になってから真実を知ることの悲劇は、できることなら避けるべきだと思う。

遠藤利彦によると、[19]子どもたちは、それぞれの年齢で、それぞれの仕方で〈死〉を捉えていく。年齢だけでなく、子どもたちの性差によってもさまざまな〈死〉の捉え方がある。家族環境や教育環境も含めれば、子どもたちの〈死〉の受容の仕方は千差万別だろう。しかし、本質的なのは、子どもたちも彼らなりに〈死〉を受け止め、〈死〉に対峙していくことができるということを、大人たちが信じてあげることだ。彼ら・彼女らに単純に〈死〉の現実を直視させるのではなく、彼ら・彼女らの心理的な発達と個人差に目を向け、悲嘆の援助を十分に行いながら、〈死〉を受容させるような環境をつくるべきだ。

デーケンは、「自分は家族の一員なのだという自覚を持たせることは、その後の子どもの精神的な立ち直りにも、非常によい影響を与えます。いつも正しいインフォーメーションを与えられているという安定感が、子どもの心を落ち着かせるのです」と言っている。子どもたちに〈死〉を身近なものとして実感させることは、彼ら・彼女らの人生にとっても、決して無駄ではないと思う。

❖大人の死別悲嘆

それならば、大人になれば、肉親や兄弟・姉妹、友人・知人の死に直面しても、悲嘆や悲哀を感じないのだろうか？　大人になることが成熟であり、自立を意味するとき、両親の死に直面しても悲嘆のプロセスを歩まず、私たちは一人で乗りこえていけるのだろうか？

たとえ大人になったとしても、親は親であり、子は子である。親子の関係はそれほど簡単に乗りこえられるものではない。それでも、子どもが成長して親から独立し、自分の家族をもち、日々の生活に追われるようになるとき、親に対する心情も変化するだろう。しかし、親の死に直面して、何も感じないということはないと思いたい。子どもが年をとっても、親であることには変わりがないのではないか。もちろん、身近に〈死〉を自覚すればするほど、それから遠ざかりたいと思う人もいる。生活に追われていることを言い訳にしながら、あまり考えないようにする人もいる。〈死〉を考えることは、〈自分の死〉を否が応でも自覚しなければならなくなるからだ。

年をとって、自分の親しい人たちがだんだんと亡くなっていく現実に直面すればするほど、「次は自分の番だ」という気持ちがますます強まってくる。そうした意識をうち消すために、せめて日々の生活の中では、死の話題を避けたいと思うのもわからないではない。それでも、〈死〉の現実は避けようもなく、中年期や老年期の人たちから友人や兄弟・姉妹を奪っていく。たとえ仲違いをして喧嘩が絶えず、憎悪を抱くような高齢者同士ですら、喧嘩相手が亡くなったとたん、悲嘆にくれ、日々の生活を生きていく気力が萎《な》え、間もなく本人も亡くなってしまうということもある。

現在では、高齢化が進み、老いた子がさらに老いている親の面倒をみるという現実が進んでいる。私の祖母が八十五歳で亡くなったとき、祖母の六女である母でさえすでに五十歳を過ぎていた。母の姉妹たち（私にとっての伯母たち）の中には、孫もいる人もいた。彼女たちが自分の家庭を守りながら、代わる代わる祖母の介護をする現実が、十五年近く前に私の身近で繰り広げられていた。

祖母が亡くなったとき、彼女たちはほんとうに悲嘆にくれていた。母を含め、伯母たちにとっても、母親と死に別れるという衝撃的な出来事は、彼女たちがいくら成熟をし、人生をそれなりに歩んできたからといって、それを耐えるには相当な苦痛が伴ったはずだ。まして、中年期から老年期になれば、自分の配偶者だけでなく、場合によっては自分の子どもたちを先に看取らなければならないこともある。河合千恵子も報告しているように、「子どもを亡くした親の悲しみは想像に余りある。寿命から考えると子どもは親を看取るのが世の摂理であるが、逆縁とならなければならなかった親の無念と悲しみは計り知れない[20]」。

これからの日本では、「逆縁」もまた増加する可能性がある。私の従兄弟《いとこ》は四十歳で亡くなった。まだ幼い子どもを遺したままの突然の死だった。母の話によれば、伯母の悲嘆はまわりでも見ていられないほどだったという。「子どもの死はたいていは予期せぬ死である」ため、親の失意ははかりがたいものがある。河合は「老年期になって子どもを亡くした親の場合、依存の対象を失ったことが大きな問題である」と言っている。これは、親自身が老人になり、それでなくとも心細くなって、子どもに何らかの形で依存しようと思っていた矢先に、子どもを亡くすという経験をしなければならないことを意味している。

❖中年期以降の悲嘆の心理

河合によれば、中年期以降の近親者の死に関わる悲嘆研究はほとんどない。とくに、中年期において、親の死に遭遇した際の悲嘆研究が少ない理由として、①親の死が中年期において特有の人生課題と考えられていないため、夫婦関係や仕事のような直接的な問題に隠れてしまうこと、②中年期における親の死は、青年期におけるよりも重要性が低いと考えられていること、③親の死は介護という潜在的な重荷からの解放を意味し、その意味でポジティヴな出来事という見解があること、④老親は親の役割を終えた人と考えられており、中年期の人にとっては日常生活において親を必要としていないこと、などが挙げられる。

しかし、これらの研究報告も欧米の研究に基づいているため、実際に、日本における家族構造から考えると、微妙に異なると言える。少なくとも日本においては、私の母や伯母たちのように、六十代以上の高齢者が、八十代から九十代の親の死を看取る場合が増えている。生活の安定と医学の進歩に基づいて平均寿命が長くなりつつある現在、「老年期における親の死」という問題はより顕在的になると予測できる。

河合は、六十歳以上の三百十五名の男女に面接し、「死に対する態度」の調査を行い、親との死別体験の衝撃の強さを調べた。それによると、父親の死の衝撃を「とても大きかった」とするものは一八%、母親の死については二六%という高い割合を示している。ここからも、六十代以上の高齢者にとっても、親の死は衝撃的な出来事であることが分かる。私たち子どもにとって、親は常に何らかの意味で重要な存在であり、子どもはつねに親との関係を続けなければならないらしい。

しかし、当然のことながら、すべてがすべて、親の死を衝撃や悲嘆として体験しているわけではないし、親との関係を不幸にもあまり良好に続けられなかったり、何らかの心理的なわだかまりがある場合、親の死も一筋縄で受容できないかもしれない。

また、近親者の死の中で、これまであまり注目されていなかったものに、きょうだいの死別体験がある。河合らの調査で、きょうだいの死の衝撃が「とても大きい」「まあ大きい」と回答したもののうち「衝撃・悲嘆」と答えたものは四八％もいた。その理由として、「きょうだい仲がよかった」ことが挙げられており、さらに女性の方が死の衝撃を受けやすいと報告されている。河合は、その理由は、女性はきょうだいに対する愛着が強く、きょうだい間の葛藤が少ないのではないかと指摘している。

年をとってから配偶者に死なれると、その後を追うように遺された配偶者も亡くなるというケースも少なくない。私の伯父と伯母の場合もそうだった。伯母ががんで亡くなったあと、一年もしないうちに伯父も亡くなった。彼らは私から見る限り仲の良い夫婦だった。伯父・伯母の場合は何とも言えないが、伴侶を亡くした配偶者がときを経ずして亡くなるというのは、悲嘆によるショックに心身が耐えきれなくなったということが考えられる。河合は、配偶者との死別から平均八か月後の老人の調査を実施し、配偶者の死が老人の心身に大きな影響を与えることを認めている。彼女によれば、七割の老人が配偶者の死を衝撃として受け止め、八割を超える人が不眠や疲労感を訴えている。

これまで論じたことでも明らかなように、私たちは悲嘆によって心身共に衰弱し、危機的な状況に陥る可能性が高い。健康で元気な若い人であっても、悲嘆のショックは尋常ではない。若い人より身体的・心理的に弱くなっている高齢者が、同程度のショックを受ければ、致死的な状況に陥ることも十分考えられる。さらに、河合によれば、配偶者を失った悲しみは徐々に孤独に変わる。配偶者を亡くした高齢者は、心身が衰えたうえに孤独感に苛《さいな》まれる。そして、孤独感はかなりに長期にわたる。独居老人が増えるなか、悲嘆からの回復を長引かせている高齢者とどのように関わるかということについて、そろそろ真剣に考える時期に来ていると言わざるをえない。つまり、〈大人のための死の準備教育〉もまた必要なのである。

「死への準備教育」がたんに死を前にしての心構えや態度の取り方としてだけでなく、生きること全般にかかわる教育であるならば、配偶者の死を乗りこえることについても何らかの示唆を与えるものでなければならない。デーケンは、「プレ・ウィドウフッド・エデュケーション（pre-widowhood education）」を提唱することで、そのことに答えようとしている。彼自身、明確な訳語がないとして英語で表現しているが、意味としては「一人ぼっちになる日のための教育」とか「配偶者を喪《うしな》う時に備える教育」、「孤独の日々に備える教育」ということである。それは、一人で遺された場合に、現実の生活をどのようにやりくりしていくか、ということをあらかじめ考えておくことである。デーケンは、具体的なチェックリストをつくり、夫婦でともに配偶者の死にともなって起こりうる問題点を確認しあうことを薦《すす》めている。そのようなプロセスにおいて、日常生活の中で死をタブー化せず、死を遠ざけず、ありのままに死と向き合うような生活態度をとることが必要になる。

（1）上田三四二『この世 この生――西行・良寛・明恵・道元』新潮社、一九八四年

(2) 手塚和彰『国の福祉にどこまで頼れるか』中央公論社、一九九八年
(3) 宮地尚子「告知をめぐる日本の医師の死生観（前編・後編）」『ターミナルケア』三輪書店、一九九四年九月号、同十一月号
(4) 今井道夫『生命倫理学入門』産業図書、一九九九年
(5) 日野原重明『医学概論』（第6版）医学書院、一九九四年
(6) Canguilhem, G., (1966), *Le normal et le pathologique*, Quadrige / Press Universitaires de France,（カンギレム『正常と病理』、法政大学出版局、一九八七年）
(7) Spicker, S., (1995), *An invitation to the philosophy of Medicine: The collected papers of Stuart Spicker*（スピッカー『医学哲学への招待』、時空出版、一九九五年）
(8) アルフォンス・デーケン『死とどう向き合うか』NHK出版、一九九六年
(9) 柏木哲夫『死を学ぶ——最期の日々を輝いて』有斐閣、一九九五年
(10) 平山正美「死別体験者の悲嘆について——主として文献紹介を中心に」、松井豊編『悲嘆の心理』所収、サイエンス社、一九九七年
(11) Freud, S., (1917), *Trauer und Melancholie.*（フロイト「悲哀とメランコリー」、『フロイト著作集』第6巻、人文書院、一九七〇年）
(12) Atiig, T., (1996), *How We Grieve: Relearning the World*, Oxford University Press.（トーマス・アティッグ『死別の悲しみに向きあう』大月書店、一九九八年）
(13) 内田百閒「ノラや」『新編ノラや』所収、福武文庫、一九九三年
(14) 内田百閒「クルやお前か」『新編ノラや』所収、福武文庫、一九九三年
(15) Nieburg, Herbert A., Fischer, A., (1982), *Pet Loss: A Thoughtful Guide for Adults and Children*, Herper Perennial, New York.（ハーバート・ニーバーグ、アーリン・フィッシャー『ペットロス・ケア』読売新聞社、一九九八年）
(16) 高柳友子・山崎恵子「ペットの死、その時あなたは」鷲巣月美編『ペットの死、その時あなたは』三省堂、一九九八年
(17) 瀬戸環『ペットロスの真実——家族を喪くしたあなたの心を癒す証言集』毎日出版社、一九九九年

(18) Cf. Reich, Warren Th.,(1996), "Daeth Education", in *Encyclopedia of Bioethics,* Rev.Ed., CD-ROM version.

(19) 遠藤利彦「悲しみとは何か？　悲しみはいかに発達するか？」、松井豊編『悲嘆の心理』所収、サイエンス社、一九九七年

(20) 河合千恵子「老人の近親死反応」、松井豊編『悲嘆の心理』所収、サイエンス社、一九九七年

第II章

ケアの倫理

❖生と死の自己決定

私たちは、《人間は一人では生きていけない》とよく言う。しかし、学生に聞いてみると、自分は一人で生きており、誰の世話にもなっていないと答える。学生たちの言い分によれば、確かに、親の世話にはなっているが、だからといって自分は親の言いなりになっているわけではないし、自分の考えで生きている。学生は、《自分の人生の担い手は自分たち自身だ》と考えている。

私たちは、「自分の命は自分で守れ」とか「自分で決めたことは最後まで自分で責任をもってやりとげろ」と子どもたちに教えてきた。《困っても誰も助けてはくれない》とか、《他人のことに誰もかまっていられないから、何とか自分の力だけで生きていけるように》、と。最近流行の「自己決定」や「自己責任」という言葉も、基本的には、習慣的に吹き込まれてきた《自分のことは自分で決めろ》ということを堅苦しく言っているだけだ。濫用《らんよう》されている割には、私たちは、哲学的な意味で「自己」と「他者」、「権利」や「義務」ということをきちんと考えてきてはいない。

私自身も、意図的に「自己」や「他者」という言葉を使ってきた。というのも、〈生〉や〈死〉が〈私〉や〈あなた〉の「所有物」であるということを強調する必要があったからだ。私たちの生活実感として、今生きているのも、これから死んでいくのも、〈この私〉であるという先入観がある。〈私の死〉は誰にも代替できないし、〈あなたの生〉に他人は介入できない。〈私〉も〈あなた〉も、それぞれ独立した〈自己〉を持っており、互いに相互互換的な関係はない。

しかし、〈自己〉と〈他者〉とが「相互互換関係」にないことは、両者が「相互影響関係」にないということを意味しない。もちろん、影響関係とは、〈自己〉と〈他者〉が相互に異なった存在者であっても成り立つ。それ故《ゆえ》、〈自己〉と〈他者〉とが独立した個体であっても、必然的な影響関係を持ってしまうことは不可避である。〈私の生〉も〈私の死〉も、相互関係を通じて〈他者〉に影響しないはずがない。そうであるならば、〈私〉は、〈自分の生〉についても〈自分の死〉についても、本当に、〈私〉一人の独断で決めることができるのだろうか？　〈私〉は〈自分の生〉を自分の意思でどのようにも扱うことができるのだろうか？　私には、「自己決定権」という言葉が、こうした事態を前にして、空疎《くうそ》に響いているように思える。

❖生と死を分かち合うこと

〈他者〉との間の影響関係を、「死の自己決定批判」の基礎として強調するのは、科学史家の小松美彦である。彼が「共鳴する死」を主張するのも、近代医学が「個人閉塞した死」を念頭において死を考える傾向にあることを批判するが故にである。小松は、西欧中世期における〈死のあり方〉を分析し、そこから「共鳴する死」という概念を抽出してくる。

「以上のような死が西欧中世には存在していた。それは、死が点ではなく時間的な流れであり、そして範囲の差はあれ他者をも包摂しており、それゆえ死が死亡へと還元されていない死である。人々は一つの死をともに生きており、死は一つながりの紐帯《ちゅうたい》となっているのである。あたかも、振動数を同じくする発音体がつぎつぎと共鳴りをおこして一つの音をなすように、ある者の死亡は周囲の者と分かち合われ、一つの死を形づくるのである。このいわば『共鳴する死』とでも呼びうる死は、死が死亡に還元され、死が死者に内属するものとして捉えられている現代の『個人閉塞した死』とはまったく異質なものである[1]」。

〈私の死〉や〈あなたの死〉を「個人閉塞した死」として考え、〈私の死〉とは私自身の所有物だと考えることで、〈死〉について事足りるわけではない。たとえ、実際に死ななければならないのは〈私〉であり〈あなた〉であったとしても、それぞれの〈死〉を臨終《りんじゅう》の場面で共有するということがありうる。小松のいう「共鳴する死」とはそういうものである。

誰かの〈死〉に直面してもなお、生きていかなければならない人たちは、死にゆく人たちの最後を看《み》取《と》ることによって、〈死にゆく人の死〉を共有する。そして、〈死〉を共有することを通じて、自らもまた〈死にゆく存在〉であることを確認する。だから、私たち一人ひとりの〈死〉は、死んでいく〈その人〉だけのものではなく、臨終の枕元に寄り添う肉親や友人、知人から、病院や自宅から遠く離れたところで生きている、影響関係にあるあらゆる〈他者〉によって共有されることができる。否《いな》、否《いや》が応《おう》でも、共有されてしまっているのだ。

したがって、〈死〉とは、医学的・生物学的概念ではなく、〈その人〉に関わるあらゆる人たちの〈生〉に訪れる不可避の〈出来事〉そのものを意味する。〈出来事としての死〉は、影響関係にある私たちすべてを巻き込み、私たちの〈生きている世界〉を組み替えていく。私たちは、〈その人の死〉を体験しながら、死別の悲嘆のプロセスの中で〈その人の死〉を共有する。そのプロセスの中で、〈その人〉がまだ生きているときの世界と、亡くなってしまった後の世界との〈間〉を私たちは生きなければならない。そして、死別の悲嘆を乗りこえた後、私たちは、〈その人の死〉を受け入れ、〈その人〉のいなくなった新しい世界を生きていかなければならない。

私たちは、一人で生きることはできない。というよりも、一人で生きていくことなどありえない。生きることが、そのまま〈他者〉へと影響していくかぎり、私たちは〈他者〉との関わりの中で生きていくしかない。そのとき、私たちは、〈ケア〉という概念に出会っている。

第1節　ケアの思想(1)――メイヤロフ『ケアの本質』

❖ケア概念の歴史

まず最初に、「ケア（care）」概念の歴史から始めよう。[2]「ケア」という言葉は、古代ローマ時代におけるラテン語「cura」に由来し、おもに二つの意味で使われていた。一つは、「ある人が心配で苦しむ」というときに使われる「心配、苦労、不安」の意味であり、もう一つは、「他の人の幸せを準備すること」という意味であった。後者の意味には、思いやりの意識や献身というケアの積極的な意味が含まれている。ケアの語源の「cura」には、「重荷としてのケア」と「気遣いとしてのケア」という対立する意味があったのである。

また、「ケア」という語は、「魂のケア」という伝統をも併せ持っていた。そして、「魂のケア」という考え方が、現代において私たちが使っている「ケア」の考えのもとになっていると考えられる。「魂のケア」とは、ある人やあるグループをケアする際に、①そのケアの仕事（task）そのもののこと、②ある人のケアの対象にかかわる内的な経験としての気遣い（solicitude）や注意深さ（carefulness）という、二つのことを指している。しかも、「魂のケア」といっても、どちらかといえば「魂のキュア（治療 cure）」を意味していた。古代の哲学者ソクラテスは、自らを「魂の医者であると同時に魂を癒《いや》す人（healer of the soul）」と見なしていた。

このように、古代ギリシャ・ローマ時代に遡《さかのぼ》ってみると、「ケア」という言葉の語源には、現代の「キュア（治療）」と「ケア（気遣い）」という二つの意味が混在していたということが分かる。

❖ケアの思想(1)——メイヤロフ「ケアの哲学」

ソクラテスによって先鞭《せんべん》をつけられた「魂のケアとキュア」は、二十世紀になって新しい展開を見せることになる。そこでまず着目しなければならないのは、ミルトン・メイヤロフの業績である。(3) 彼は、「ケアすること」と「ケアされること」に関する経験を詳細に記述し、そのうえで哲学的な説明を加えている。

彼によれば、他人をケアすることは、「最も深い意味で、その人が成長すること、自己実現することをたすけること」である。そして、ケアは、たんなる感情でもなく、つかの間の関係でもなく、単純にケアしたいという願望でもない。「相手が成長し、自己実現することをたすけることとしてのケアは、一つの過程であり、展開を内にはらみつつ人に関与するあり方であり」、「相互信頼と、深まり質的に変わっていく関係とをとおして」「成長するもの」である。メイヤロフは、父親が子どもが自ら成長しようと努力していることを理解し尊重することで、また、子どもの要求に応えることで、子どもの成長をたすけると言う。子どもが自ら成長しようと要求し、努力する一方で、父親もまたその要求に応えるために、子どもを援助するとき、父親と子どもとの間に相互信頼が生まれ、互いに互いを理解し合い、ともに子どもの成長という目標に向かって進んでいく。その関係性そのものが、ケアのあり方である。つまり、「ケア関係（caring relationship）は相互的（mutual）[4]」なのである。

❖他のもの［＝他者］へのケア

私たちがケアに従事することは、ケアされる人が成長していくための契機としてだけ重要なのではなく、ケアを実践する私たちにとっても重要である。「私は、自分自身を実現するために相手の成長をたすけようと試みるのではなく、相手の成長をたすけること、そのことによってこそ私は自分自身を実現するのである」。私たちは、メイヤロフの言葉を肝《きも》に銘じなければならない。ケアする人とケアされる人との相互性を強調することが、ケアの基本的な態度であると言うべきである。さもないと、ケアはたんなる「自己犠牲」と重なり合い、相互性ではなく、一方通行の関わりになってしまう。

しかし、ケアの相互性を強調すればするほど、ケアの対象を《人間》に限定しなければならなくなるのではないか、という疑問も生じてくる。なぜなら、ケアする相手が人間であれば、お互いの意思や意図も何らかの形で伝達でき、その結果、相互性も確認できるからである。ところが、「ケアの対象」がペットのような動物であったり、さらにはアイデアや理想であったとき、それらと私たちとの間にケアしケアされるという相互関係は成り立たないように見える。

この問題に答えるために、メイヤロフは、「人をケアすること」と「人以外のものをケアすること」とを分けて考え、さらに、「人をケアすること」の中に「他の人をケアすること」と「自分自身をケアすること」とを分けている。このとき、メイヤロフは、「人以外のものをケアすること」について、アイデア、芸術作品などの「もの（=生物以外のもの）」をケアすることと考えており、動物やペットをケアすることについては言及していない。

しかし、ペットもまた私たち飼い主をケアすることもあれば、ペットが私たちによってケアされることもある。その意味で、「ケアの対象」として、彼ら・彼女らも十分な資格を持っている。それ故、ペットも「人以外のもの」に属するけれども、メイヤロフのケア概念を拡大解釈することで、ペットも「他の人をケアすること」の中に含ませて考えたい。そのために、彼が「他の人をケアすること」と規定したケアのあり方を、「他のもの（=他者）をケアすること」として捉えることにしよう。その上で、メイヤロフの次の言葉を考えていこう。

「自分以外の人格をケアするには、私はその人とその人の世界を、まるで自分がその人になったように理解できなければならない。私は、その人の世界がその人にとってどのようなものであるか、その人は自分自身に関してどのような見方をしているかを、いわば、その人の目でもって見てとることができなければならない。外から冷ややかに、あたかも相手が標本であるかのように見るのではなく、相手の世界で相手の気持ちになることができなければならない」。

私たちは、「相手の気持ちになる」という場合、自分自身を〈他者〉に投影し、〈その人〉を哀れんだり同情したりする場合を考える。しかし、「相手の気持ちになる」といっても、「自分自身を見失うわけではない」。また、「その人の目でもって見てとる」ということは、その人と同じものを見、同じ反応をするということ意味するわけではない。それでは、私と他の人との区別がつかなくなってしまう。そんなことはありえない。

〈私〉と〈他者〉（＝他のもの）とは異なる存在である。だからこそ、〈私〉は〈他者〉を援助し、ケアすることができる。ケアを通じて、私たちは、〈他者〉ができないことを行う。メイヤロフは、「彼が困惑していることを認識するには、私が困惑しなければならないということではなくて、私が内面的に彼の困惑を〝感じる〟がゆえに、私は彼をその状態からたすけ出すことができる位置にいるのである」と言う。私たちができるのは、〈他者〉が見ているものや考え望んでいることを「感じ」、今の状態から抜け出すように援助することである。

そのためには、〈私〉と〈他者〉との差異を明確に認識していなければならない。そして、差異を意識すると同時に、〈他者との関係性〉を、たんに「隣にいる」という物理的な関係性に解消しないような形で自覚することである。

〈私〉と〈他者〉は別々の存在でありながら、ケアすること・ケアされることという〈ケアという関係性〉においては、両者は同じ場所を占める。「ケアにおいては、私たちは相手の人を、自分とは別個の対象と感じとらえているのであるが、同時に、私たちと一体をなしているともとらえている」。

このような〈私〉と〈他者〉との関係を、メイヤロフは、「差異の中の同一性（Identity-in-Difference)」と呼ぶ。

そして、メイヤロフは、ケアにおいて「相手とともにいるということは、とりもなおさず相手のためにいるということでもある」とも言っている。私たちのケアは「隣にいる」ということだけではなく、「相手のために隣にいる」ということでもある。それ故、ケアの実践とは、まず「相手とともにいること」であり、しかもそれは、「相手のためにいること」である。ケアの実践のあり方や〈ケアという関わり方〉こそ、ケアするということである。すなわち、「広い意味でいえば、〝相手とともにいる〟ことは、ケアすること自体の過程を特徴づけている。すなわち他者をケアしているときに、私たちは外側から彼について知るのとは全く対照的に、彼独自の世界の中で、基本的に彼とともにいることができているといえるのである」。

❖自己へのケア

メイヤロフの「ケアの哲学」の中で、私が最も重要だと思うのは、彼が「自分自身をケアすること」に触れていることだ。私たちは、日常生活において、自分自身に気を配ったり自分自身をケアしたりするという習慣をあまりもたない。勘違いしてはならないのは、〈自己をケアする〉ことは、自分をかわいがったり自分中心に物事を考えたりすることではないということだ。メイヤロフは、「私は、いわば自分自身の保護者となり、自分の人生に責任をとる」と言っている。自分自身で、自分自身をケアするためには、自分を〈他者〉として感じることができなければならない。しかも、それと同時に、自分自身を自分から切り離されたものとしてではなく、一体のものとして感じなければならない。

確かに、〈自己をケアする〉ことは、〈他者をケアする〉ことと質的に変わりがあってはならない。なぜなら、そうでなければ、ケアということの意味が一貫性を失ってしまうからだ。ケアの対象は誰であれ何であれ、ケアという行為、〈ケアという関係性〉はいついかなるときでも同一の行為であり、同一の関係性を構築していなければならない。

それでは、〈自己をケアする〉ことと〈他者をケアする〉ことが異なるのは、どのような点なのだろうか？　端的《たんてき》にいえば、「ケアの対象」が〈自己〉であるか〈他者〉であるかということだ。そして、自分自身をケアするときの注意としては、自分自身をケアすることがたんなる自己中心主義に陥ってはならないということである。

ケアの対象が〈自己〉であるとき、ケアする人も〈自己〉である。したがって、〈自己〉が〈自己〉に関わるという独特なケアが存在することになる。その際、ケアする〈自己〉とケアされる〈自己〉の距離が適正にとれないと、自己中心的な自己満足としての関わりになってしまう。そうなると、ケアが実行できなくなる。そこでは、自分自身を正直に見つめ客観視することができない。それはもはやケアではない。

〈自己をケアする〉ときに注意しなければならないのは、ケアの対象である〈自己〉にばかり気をとられていてはならないこと、つまり、〈自己〉以外の何ものか、あるいは〈他者をケアする視線〉を忘れないことだ。「自己と離れた何物か、あるいは誰かに役立つことによってはじめて、私は自己充足ができるのである。もし私が自分以外の誰か、あるいは何物かをケアできないのであれば、自己へのケアもできないのである」。

〈自己へのケア〉は、自分自身に注意を向け、配慮することだけによってなされるのではなく、〈他者へのケア〉を行い、それを通じてはじめて達成される。〈自己〉が〈他者〉との関係性の中ではじめて存在しうる以上、〈自己へのケア〉もまた自分自身へのケアだけで完結することはできない。こうした点からも、〈自己〉と〈他者〉が関係性の両極として同時に成立していることが理解できる。そして、〈自己と他者との関係性〉を基本的に支えているのが、〈ケア〉という自己他者関係への配慮であると言えるだろう。

❖ケアの本質

私たちは、「人をケアすること」として「他者をケアすること」と「自己をケアすること」という二つのケアのあり方を、メイヤロフの記述に即して検討してきた。それでも、なぜ私たちはケアを強調しなければならないのだろうか？　私たちは、その理由についてほとんど触れてこなかった。なぜ私たちはケアを必要とするのか？　なぜ〈自己〉や〈他者〉をケアしなければならないのか？

端的に言えば、ケアは、私たちの〈生〉に「意味を与える」ことができるからだ。「人生には意味があるという確信は、何ものかないしは誰かによって唯一必要とされている感情や、あるいは理解されているもしくはケアされているという感情と対応している」。ある人から本当に信頼され、理解され、配慮されているとき、私たちは《生きていてもよいのだ》とか《自分自身にも生きている価値がある》と思うのではないだろうか。逆に言えば、誰からも自分のことを省みられず、信頼されもせず、気遣われなくなるとき、私たちは自分の人生が無意味なものであるかのように思うだろう。〈弱きもの・傷つきやすきもの〉としての私たちが、誰からも一顧《いっこ》だにされず、様々な意味でケアされなかったら、どうして、その人は自分の人生を価値あるものとして認めることができようか。そのとき、私たちは、最後の砦《とりで》である自分で自分をケアするという気力もなくなり、自分の存在意味も失うことになるだろう。あるいは、生きていても迷惑になるだけでなく、存在そのものが拒否されたとき、私たちは、〈生〉そのものの意味を喪失してしまうのではないだろうか。ケアしケアされるという関係性が重要なのは、〈ケア〉が、「生きる意味」という私たちの生存の条件に関わっているからである。(5)

❖応答の倫理としてのケア

メイヤロフにおいては、道徳的価値がケアと成長のプロセスのなかに本来的に備わっている。ケアされることによって、人は自己決定ができるようになり、自分の経験に基づいた自分にとっての価値や理想を選択できるようになる。それ故、メイヤロフの「ケアについての道徳的アプローチ」とは、

「応答の倫理（ethic of response）」によるものであると言えよう。

私たちは、〈他者へのケア〉という行為に対して「責任（responsibility）」がある。それは「ケアそのものが、責任をとるべき行為とみなし得ること」に他ならない。メイヤロフは、「自分の行為には自分で責任をとるという文字どおりの意味でなく、他者の成長への要求に対して応答できるという責任である」と言っている。それゆえ、〈ケア〉とは〈他者〉が〈私〉に対して呼びかけ、私たちは〈ケア〉によって、その呼びかけに応えるという「責任＝応答可能性（responsibility）」をはらんだ行為であり、関係性である。メイヤロフは、ケアとは「例えて言えば、他者からの呼びかけに対し、自分がこたえ得るということである」と言っている。

しかし、〈他者〉からの呼びかけに応えなければならないという、ケアに関わる「責任と義務」は、私たちの生きている社会や共同体による要請としての外的な規範から生じてくるのではない。それは、私たちが子どもに対してしなければならならない献身のように、私たちの内部から生じてくる責任であり義務である。〈他者〉が、成長したいという要求を〈私〉に向けて呼びかけるとき、呼びかけられた〈私〉は、自分の内発的な動機に基づいて〈他者〉をケアしなければならない。翻《ひるがえ》って、〈私〉は、〈他者へのケア〉を通じて〈他者〉の成長を助けると同時に自らも成長する。その結果、〈私〉自身もまた〈自己へのケア〉を介して自己実現を果たしていく。

さらに、メイヤロフは、〈ケアという行為〉によって、私たちは「自由」になると考えている。「ケアにおける自由とは、単に人間に与えられたものというよりも達成していくべきものとして考える点において、成熟していくことと類似しているのである」。このように、メイヤロフの「ケアの哲学」は、ケアが目指す方向性が互いの自己実現と自由であるとき、〈ケアの倫理〉を予告していたのである。

第2節　ケアの思想(2)——ギリガン『もう一つの声』

❖ギリガンの登場

メイヤロフの「ケアの哲学」は、少なくとも管見《かんけん》に触れた限りでは、バイオエシックスや応用倫理学の分野以外で十分に評価されてきたわけではない。それでも、看護学や医学などの医療分野においては、早くからメイヤロフの業績は着目されていた。

しかし、ケアという概念が最も生き生きとした形で用いられたのは、これらの分野でもなかった。発達心理学者キャロル・ギリガンが『もう一つの声』を出版し、道徳性（morality）に関して、「ケアの視点（care perspective）」を提起したことが、ケアが着目されるきっかけになった。彼女の著作は、各方面に大きな影響を与えると同時に、賛否入り交じったさまざまな議論を巻き起こした。それでは、なぜ、彼女の小さな本がこれほどの影響力を持ったのか？

それは、私たちが、通常、道徳性に関する観点は一つしかないと思い込んでいたことに疑義を呈したからだ。ギリガンは、私たちが道徳的な問題について語る語り方や、〈他者〉と〈自己〉との間にある関係を記述する方法には、二つの様式があることを指摘した。一つは「ケアの倫理」という様式であり、もう一つは「正義の倫理」という様式である。

彼女によれば、道徳意識の発達に関して、これまでおもに男性から見た発達が人間の道徳的発達の一般論として用いられてきた。ところが、男性を基準にした発達モデルを用いると、女性は男性よりも道徳性の発達に関して低いレベルにあることになる。しかし、男性中心的な「人間についての既存の発達モデルに女性が適合しないということ」は、「[人間の発達についての]考えには問題があること、人間についての条件には限界があること、さらに生・人生についてのある種の心理を捨象《しゃしょう》していること[6]」を表しているにすぎない。

男性を基準にした発達モデルでは、女性としての特異性や卓越性は必然的にこぼれ落ちてしまう。しかし、男性中心的な発達モデルしか存在しなかったときには、女性はその基準のなかに組み込まざるをえない。その結果として、女性はこれまで、男性よりも道徳的に未発達なものとして評価されていた。ギリガンは、男性中心的な発達モデルを支える男性中心的な価値観による研究が偏った研究であることに気づいたのだった。だからこそ、男性とは別の女性固有の「声（voice）」を拾い上げ、人間の発達についての理解をさらに広げることが必要になる。そして、それがギリガンのこの本の目的だった。

❖ハインツのジレンマ

ギリガンは、まず男性の「正義の倫理」と女性の「ケアの倫理」との違いを、子どもたちの道徳意識を発達心理学的に解明することで実証しようとする。例えば、十一歳の男の子ジェイクと女の子エイミーに「ハインツのジレンマ」という道徳的ジレンマを提出し、彼らに解決を求めた。「ハインツのジレンマ」とは、ハインツという男が、自分では買うことのできない高価な薬を、妻の命を救うために盗むべきか否かという道徳的ジレンマの問題である。

ジェイクは、《ハインツはその薬を盗むべきだ》と考えた。彼によれば、「ハインツのジレンマ」とは、薬屋の「財産」とハインツの妻の「生命」という二つの事柄についての価値の優劣をめぐる葛藤に他ならない。そして、「財産」よりも「生命」の方が価値の優劣について「論理的な優越性」を持っている。それゆえ、ジェイクは《ハインツは薬を盗むべきだ》という結論に達したのである。つまり、ジェイクは、「論理的に」道徳的ジレンマを解決する方法を見出した。

ハインツが盗むことで法を犯すことになるのではないかというギリガンの意地悪な質問に対して、彼は、法も人為的なものであり、間違う可能性もあると答える。ジェイクは、「道徳的ジレンマの解決に関して演繹《えんえき》的な論理を用い、道徳性を法から区別し、いかに法が間違いを犯すかを考えられる能力」を持っている。彼にとって、「ハインツのジレンマ」のような道徳的ジレンマとは、「人間にかんする数学問題のような類《たぐい》のもの」でしかない。

それに対して、エイミーは、ハインツが薬を盗むべきかどうかという問いに対して、責任を回避するように確信なく答える。彼女によれば、《ハインツは盗んではいけないが、そうすると妻が死んでしまう。しかし、ハインツがもし薬を盗んでしまって、監獄に行くことになったら、彼の妻の心労も重なって病気はさらに重くなってしまうかもしれない。だから、ハインツは薬を盗むのではなく、みんなに相談して、薬を買う金を工面する方法を考えるべきだ》。

エイミーは、道徳的ジレンマの中にたんなる数学の問題ではなく、「時間を超えて広がるさまざまな人間関係の物語」を見ている。ギリガンは、女の子や女性の道徳的世界は「人間関係と心理学的な真実の世界であり、その世界では、人々の間の結びつきについての自覚が、お互いにたいする責任の認識、応答を必要としていることについての理解を生じさせる」と言っている。

ギリガンは、ジェイクとエイミーの持つ、まったく異なったふたつの道徳的判断のうち、どちらか一方が優位であるとも考えていない。両者に見られるのは、私たちの中には、ある事態に対して、二つの異なった思考様式があるということだ。そして、私たちは、それらの思考様式は別々の発達を遂げるということを認識する必要がある。

❖物語的な思考様式

しかし、これまでの道徳性の発達理論では、エイミーのような、さまざまな事情を考慮して道徳的ジレンマの解決を提案することは、道徳性の未発達を示す指標にすぎなかった。フロイトに始まる心理学の歴史の中で、とくに発達心理学の文脈でジャン・ピアジェ、ローレンス・コールバーグなどの道徳意識の発達の研究においては、女性の「善さ」と思われていた点が、ことごとく道徳的な未発達状態を示してしまうという「パラドックス」があることに、ギリガンは気づいた。

ギリガンは、このパラドックスについて、次のように語っている。「他人のニーズに対する感受性や、世話をする責任を引き受けたりすることによって、女性たちは自分たちよりも他人のさまざまな声に注意を向け、自分たちの判断のなかに他人の視点を含み込むようになる」。ギリガンによれば、女性の道徳的な弱点は、「[女性たちの道徳的]判断が散漫で混乱しているように見えることに表されているが、この弱点は女性の道徳的強さ、すなわち人間関係や責任を最優先させる関わりと分かちがたく結びついているのである」。

つまり、「女性の道徳的な弱点」と言われてきたものは、角度を変えて見てみれば、逆に「女性の道徳的な強さ」や「人間関係や責任」を重視するという道徳性を根拠にもっていることが分かる。それは、男性中心的な価値観から見ると見えなかったものである。私たちが女性についての研究を始め、発達の概念構成を女性たちの〈生〉から取り出すことによって、これまでの道徳性の発達心理学の成果とは別の風景が見えてくる。女性の観点から見たとき、フロイト、ピアジェ、コールバーグによって記述された思考とは異なった道徳的思考が姿を表す。その結果、人間の発達について異なった記述の仕方が必要になる。ギリガンは次のように言っている。

「この考えでは、道徳的問題とは、さまざまな権利の衝突からよりむしろ、さまざまな責任の葛藤から生じてくるのであり、それらの解決のためには、形式的で抽象的な思考様式であるよりもむしろ、文脈的で物語的な思考様式が必要となる。ケアの活動にかかわるものとして道徳性を考えることは、責任とさまざまな人間関係についての理解の中心に、道徳的な発達を据えることに繋《つな》がる。まさにそれは、道徳性を公正として考えることが、権利や規則を理解することに道徳的発達を結びつけているのと同様である」。

多少長くなかったが、ギリガンが言いたいことがここで述べられている。彼女によれば、道徳的ジレンマが生じたり、道徳的な葛藤が生じたりするのは、女性たちが様々な人間関係の中で、道徳的な問題に関わる人たちのことを気を配り（ケアし）、配慮することで、責任の所在をどこに求めればよいか分からなくなってしまうからだ。

それ故、女性は、道徳的ジレンマを解消し葛藤をなくすには、ジレンマが生じてくる人間関係のコンテクストを探査し、葛藤が生じてくる理由について、一つの物語を構築することで責任のあり方を明確にする必要がある。そうすることで、誰に対して道徳的な問題についての責任を追求することができるかを理解することができる。

それに対して、男性は、道徳的問題とは「権利の衝突」に基づく問題であり、抽象的・形式的な公正さで権利の衝突を解消していくことができると考える。つまり、道徳性の把握が抽象的かつ形式的であることで、男性は、様々な人間関係の複雑な事情に関わり合うことなく、権利の視点からのみ、公正に問題を解決することができる。男性と女性の観点の違いを無視し、一方的に、男性的な「正義の倫理」から見たとき、女性による「ケアの倫理」に属する問題解決の仕方は混乱していて曖昧《あいまい》に見える。男性的な視点に立てば、女性の問題解決は、個々の具体的な個人の事情に拘泥《こうでい》しすぎて、道徳的な問題に関わる人間関係のコンテクストに依存しすぎている。そのため、個々の特定の道徳的な問題の解決しか呈示できない。言い換えれば、人間一般に関わる普遍的な道徳的問題に対する解決は、女性的な思考方法では呈示されえない。

それ故、女性の道徳的ジレンマの解決の仕方は、「文脈依存的相対主義(contextual relativism)」に陥っているという判断が下される。具体的で個別的な事情に関わる道徳的なジレンマの解消は、コールバーグの道徳性の発達段階から見ると、未《いま》だ未成熟の烙印《らくいん》を押される結果となることは否めない。しかし、それには、コールバーグによる道徳性の発達モデルが普遍的な妥当性を持つ限りで、という条件がつけられていなければならない。もしかしたら、彼のモデルを用いることには、男性の道徳性も女性の道徳性もすべて網羅し、あらゆる人種や性差を超えて成り立たなければならないという先入観が含まれているかもしれないのだから。

そうならば、彼のモデルを採用する時点で、発達においては抽象的で普遍的な思考ができるということに、発達上の価値が置かれていることになる。そこでは、男性には男性の、女性には女性の別々の「声」があり、思考方法があることが見過ごされている。というよりも、それらの差異を無視している。大切なのはさまざまな「声」が存在すること、そしてそれらの「声」の主体は、ある特定のある具体的な個人との特別な人間関係の中にあり、その人間関係の中で、そのつど具体的な道徳的ジレンマが生ずるということを知ることだろう。

私たちが日々出会うのは、抽象的な道徳的価値の対立や葛藤ではなく、個々別々の具体的で歴史をもった状況に依存した道徳的なジレンマである。もちろん、抽象的で形式的な思考様式がなければ、具体的な状況に基づく思考様式もありえない。しかし、両者の間に必然的に価値の優劣があるというのも、おかしな話である。

「正義の視点」は、公正で中立的で普遍的であるため、あらゆる道徳的問題に対して一定の見解を持つことができる。しかしその反面、抽象的で形式的であるが故に、具体的で個別的な問題には十分に対応できない。だからこそ、私たちの日常生活の具体相における道徳的ジレンマにとって必要なのは、「ケアの倫理」に基づく、状況に適した具体的な道徳的解決ではないだろうか。

❖コールバーグの「道徳性の発達段階」

倫理学者川本隆史によれば[7]、ギリガンは、コールバーグに代表される発達モデルの男性中心主義を崩すために、二つの戦略を採った。まず第一の戦略は、「『世話の倫理』も『正義の倫理』に劣らぬ整合的な発達段階をたどることを示す」こと、第二の戦略は「『世話の倫理』と『正義の倫理』の統合によって、人間としての十全な成熟が果たされるものだ」ということを明らかにすることである。第一の点については、ギリガンは、コールバーグが提起した道徳性の「三水準六段階」モデルに対して、

「ケアの視点」からみた発達の図式を呈示することで応答した。

それでは、ギリガンが批判するコールバーグの「三水準六段階」モデルとはどのようなものなのだろうか？　そして、ギリガンとの差異はどのような点に存在するのか？「正義の倫理」の側に立つコールバーグと「ケアの倫理」のギリガンとを比較することで、両者の「道徳意識の発達」の理解の差異について考えてみよう。

コールバーグは、一九六〇年代頃から、「道徳的推論の発達段階の理論」を「認知発達的アプローチ」を用いて、心理学的かつ哲学的に組み立ててきた。彼は、「道徳判断には普遍的、規則的な年齢による発達傾向」が見られること、そして「その傾向は形式認知的な基盤をもっている」[8]ことを明らかにした。しかも、形式認知的な基盤を持った道徳判断には、文化的な差異によって変化することのない、普遍的な年齢発達傾向がある。それ故、彼は、人間はその認知的発達に応じて道徳性の段階もまた徐々に発達し、最終的には普遍的な倫理的原理を志向する段階に進むと考えた。この道徳性の発達段階をまとめたのが、「三水準六段階」モデルに他ならない。ただ、コールバーグも様々な批判を受け入れ、基本的なモデルを修正している。私たちとしては、ギリガンが批判した最初のモデルを参照するにとどめよう（104頁表）。

「三水準六段階」モデルを見て分かるように、コールバーグの「人間の道徳的発達」についての理解は、男性を基準にしている。それは、「段階3〈よい子志向〉」の「よい子」が、「よい男の子（good-boy）」になっていることからも明白である。ギリガンでなくても、「よい女の子（good-girl）」はど

道徳判断の発達水準と発達段階への分類（三水準六段階モデル）

水準	道徳判断の基礎	発　達　段　階
1	道徳的価値は人や規範にあるのでなく、外的、準物理的な出来事や悪い行為、準物理的な欲求にある。	**段階1** 〈服従と罰への志向〉（obedience and punishment orientation）優越した権力や威信への自己中心的な服従、または面倒なことをさける傾向。客観的責任。 **段階2** 〈素朴な自己中心的志向〉（naively egoistic orientation）自分の欲求、時には他者の欲求を道具的に満たすことが正しい行為である。行為者の欲求や視点によって価値は相対的であることに気づいている。素朴な人類平等主義（naive egalitarianism）および交換と相互性への志向（orientation to exchange and reciprocity）。
2	道徳的価値はよいあるいは正しい役割を遂行すること、慣習的（conventional）な秩序や他者からの期待を維持することにある。	**段階3** 〈よい子志向〉（good-boy orientation）他者から是認されることや、他者を喜ばせたり助けることへの志向。大多数がもつステレオタイプのイメージあるいは当然な（natural）役割行動への同調。意図による判断。 **段階4** 〈権威と社会秩序の維持への志向〉（authority and social order maintaining orientation）「義務を果たし」、権威への尊敬を示し、既存の社会秩序をそのもの自体のために維持することへの志向。当然な報酬としてもたれる他者の期待の尊重。
3	道徳的価値は、共有された（shared）あるいは共有されうる（shareable）規範、権利、義務に自己が従うこと（conformity）にある。	**段階5** 〈契約的遵法的志向〉（contractural legalistic orientation）一致のために作られた規則や期待がもつ恣意的要素やその出発点を認識している。義務は契約、あるいは他者の意志や権利の冒瀆を全般的に避ける事、大多数の意志と幸福に関して定義される。 **段階6** 〈良心または原理への志向〉（conscience or principle orientation）現実的に定められた社会的な規則だけでなく、論理的な普遍性（logical universality）と一貫性に訴える選択の原理に志向する。方向づけをなすものとしての良心、および相互的な尊敬と信頼への志向。

（コールバーグ『道徳性の形成』新曜社、p.44）

うして基準にならないのだろうかと訝《いぶか》しくなるだろう。確かに、この点だけでも、コールバーグの《隠された性差別》、もしくは「性による偏り（sex-biased）」を見ることは容易である。これだけでも、ギリガンが女性として、コールバーグ・モデルに異議を唱えたことは理解できる。しかし、ギリガンも認めているように、コールバーグ・モデルが、ある程度有効であることは理解しておかなければならない。

そこで、ギリガンがコールバーグを批判する点に基づいて、両者の差異をより明確にしてみよう。ギリガンはコールバーグ・モデルを次のように簡略化する。

(1) 前慣習的レベル（第一段階・第二段階）

個人の要求にもとづいた自己中心的な公平さの理解

(2) 慣習的レベル（第三段階・第四段階）

社会的同意を共有した慣習に繋《つな》ぎ留められた公正さについての考え

(3) 後慣習的レベル（第五段階・第六段階）

平等性と相互性についての自立した論理に基づく、公正さについて理にかなった理解

そして、ギリガンによれば、コールバーグ・モデルをジェイクとエイミーに当てはめてみると、ジェイクの下した判断は「慣習的なもの」に属し、第三・第四段階の混在した(2)慣習的レベルにあり、エイミーは、道徳や法律の概念について体系的に考えられないし、論理的に構築できないなど、一段階低い(1)前慣習的レベルと(2)慣習的レベルの中間段階にあることになる。

しかし、ギリガンから見るとき、コールバーグ・モデルをそのまま女の子や女性の道徳性の発達にあてはめることはできない。そこで、女性の道徳性の発達段階を示す別の尺度をつくる必要がある。そして、ギリガンに、女性の観点から見た発達段階の尺度のための素材を提供したのが、人工妊娠中絶に起因する道徳的ジレンマを抱えた十五歳から三十三歳の二十九人の女性だった。彼女たちは、望まない妊娠を中絶しなければならないか否かという道徳的ジレンマについて、ギリガンの面接を受けた。そこから、彼女は女性の道徳性の発達のモデルを抽出したのである。

ギリガンによれば、「女性が妊娠を続けるかあるいは中絶するかを思い悩むとき、女性は自己と他者との両方に影響を及ぼす決定や、人を傷つけるという重大な道徳問題を直接的に引き起こすような決定かどうかよくよく考える」。つまり、妊娠を継続するにせよ中絶するにせよ、本来的には、女性自身の問題であるはずなのに、女性たちは、自分の決定が周囲の人たちにどの程度影響するかどうかを考慮に入れるためにその決断をなかなか下せない場合が多い。自分を取り囲む人たちとの人間関係を気にすれば気にするほど、妊娠の継続や中絶は自分だけの問題ではないと考えることもある。

こうしたことから、ギリガンにとって中絶研究の問題とは、女性が妊娠を継続するか中絶するかという選択をどのように処理していくか、そして女性が中絶をどのように決定していくのかということにあった。彼女たちに二回にわたって面接をした結果、ギリガンは、彼女たちの中絶決定（あるいは中絶しないことの決定）に関わる道徳的判断もまた発達するということを実証した。二十九人の女性たちの道徳的判断の発達については、男性中心的なコールバーグの道徳意識の発達（前習慣的→習慣的→後習慣的〉とは違う段階が見られたのである。

コールバーグは、道徳判断の発達については、自己中心的な判断から、徐々に社会的な判断へ、そして最後には普遍的な判断へと発達すると考えた。しかし、ギリガンによれば、このような考えは、最初から道徳的発達が〈個人→社会→普遍的な世界へ〉と進むことがよいこと、正しいこととして前提されている。

しかし、〈個人→社会→一般へ〉と発達していくことに価値を見出すモデルでは、自分自身の問題に終始すると同時に、まわりの人間関係への配慮をする女性の「ケアと責任（care and responsibility）」の観点は、自己中心的で具体的かつ個別的な人間関係にこだわった、未発達・未成熟な段階でしかない。それでも、女性は「道徳的思考の発達を、責任と人間関係の理解の変化に結びつけている」のだ。そこからギリガンは、「ケアの倫理（an ethic of care）の基礎となっている論理とは、正義のアプローチを特徴づける公正さの形式的な論理と対照をなす、人間関係についての心理的な論理である」と語っている。

❖ギリガンの〈ケア意識の発達〉モデル

ギリガンは、コールバーグ・モデルは男性の道徳性の発達段階を一般化したものであって、そのままでは女性には適応できないこと、そして、女性は男性とは別の発達段階を示すとして、コールバーグを批判した。コールバーグが普遍的で形式的な道徳原理を志向することが、道徳性の発達の最高段階であると考えるのも、彼が「正義の倫理」もしくは「正義の道徳性」を基本的な倫理と考えているからだ。ギリガンによれば、その人が属している文化や、その人が関わっている人間関係が異なることで、そこで得られる経験も異なるし、道徳性の発達も異なってくる。(9)なかでも決定的に異なるのは、その人の属している〈性による発達段階〉だとギリガンは言う。

それでは、彼女が考えている発達モデルは、どのようなものなのか？　まず第一段階では、生存を確保するために、〈自己をケアすること〉に焦点があてられる。続いて、第二段階（移行段階）では、自分自身の自己中心性が批判され、「責任」の概念が登場し、〈自己〉と〈他者〉との間の新しい関係についての理解が始まる。そこでは、「善さ」とは〈他者〉をケアすることだと考えられるため、〈他者〉に対するケアが中心におかれてしまい、〈自己〉が蔑《ないがし》ろにされるという自己犠牲的な側面が強くなる。しかし、自己犠牲的な対他関係によって不安定な人間関係が生じ、最後の段階へのきっかけが表れてくる。

第三段階になると、不安定な人間関係を反省し、「自己と他者との間にある相互の結びつきについての新しい理解をつうじて、自己中心性と責任とのあいだの緊張がほぐれ」、「ケア」が、自主的に選ばれた「判断の原理」になる。それは、〈他者〉を自分の利益のために利用（搾取）したり、〈他者〉を傷つけたりすることを非難するための普遍的な原理になる。このようなギリガン・モデルについて、山岸明子が図表化しているので、参考までに挙げておこう。

レベル1　個人的生存への志向（自分の生存のために自分自身に配慮する）
移行期1　利己主義から責任性へ（自己の欲求と、他者とのつながり――責任への志向との葛藤が現れる）
レベル2　自己犠牲としての善良さ（ステレオタイプの女性的な善良さで世界を構成化し、自己犠牲によって葛藤を解決する）
移行期2　善良さから真実へ（他者に対してと同様自己に対しても責任を担うようになり、自分がもっている現実の欲求に正直に直面する）
レベル3　非暴力の道徳性（配慮と責任は自己と他者の両者に向けられ、傷つけないことが道徳的選択の普遍的なガイドとなる）

山岸は、ギリガン・モデルによれば、女性の道徳性の発達は、「自己と他者の関係の理解がより複雑に適切になっていく過程であり、自他が分化し、自他の相互依存性が理解されるようになること」であり、それがとりもなおさず「ケアの倫理」の発達であると言う。ギリガン・モデルを見ると、発達段階が下位であるほど自己志向的な傾向が強く出ており、自己中心的な道徳性を持っていることが分かる。それが、発達が進み上位に進めば進むほど〈自己〉と〈他者〉との関係性に配慮し、〈他者〉に対する責任の意識が生じてくる。そして、最終的に「非暴力の道徳性」にいたり、〈自己〉も〈他者〉も「傷つけないこと」が道徳的行為の基準になる。

そして、「ケアの倫理」の発達とは「人間関係のダイナミクス」に着目し、「自己と他者との区別をさらに進めたり、社会的な相互作用のダイナミクスについての理解をより広げる」という、「人間関係の心理学」についてますます適切な理解を深めることを意味する。その際に重要なのは、「ケアの倫理」が人間関係について成長するにつれて蓄積されていく知識を反映していると同時に、「自己と他者は支え合い（interdependent）の関係にあるという中心的な洞察を発展させる」ことである。

それ故、私たちがギリガンから学ばなければならないのは、「ケアの倫理」が〈自己〉と〈他者〉との差異性（＝違い）をきちんと認識したうえでなお、相互に〈支え合いの関係〉にあることを洞察することである。私たちの社会では、自分と他人との差異・区別について、鋭く意識させるような現実がある。たとえば、「自己決定」とか「自己責任」といった言葉は、それ自体、個人主義的に理解されれば重要な示唆《しさ》を与えてくれる。しかし、それが一歩間違って利己主義的に利用されたときに、「自分は自分であり、他人は他人で、自分には関係ない」というように、他人にたいする無責任さを表明することになりかねない。

私たちは、成長の過程で〈他者〉に依存する（dependent）関係から良い意味でも悪い意味でも「自主独立（independent）」であることを目指して大人になる。そして、自主独立的な人間たちによる人間関係は、また良い意味でも悪い意味でもいわゆる「大人のつきあい」によって成立する。コールバーグ・モデルは、「大人」という自主独立的な個人を基本にした倫理観・価値観に裏打ちされているといえよう。彼の男性中心的な「正義の倫理」は、このことを端的に告げている。

ギリガンによれば、コールバーグは「正義としての道徳性についての考えによって、発達を、平等と相互性の論理に結びつける」。そこでは、具体的な人間関係から、倫理や法のような形式的で普遍的な規則を導き出すためには、思考における抽象力が必要になったはずだ。それに対して、ギリガンが唱える「ケアの倫理」は、私たちが〈自己〉と〈他者〉という差異を持ちながらも、互いに支え合う（interdependent）関係をつくりあげられることを示唆している。

自主独立的な個人が、他の個人との間に関係を結ぶときでも、それはたんに形式的で抽象的な関係ではない。そこには、おそらく、互いが互いを思いやるという、具体的な人間関係にたいする配慮（ケア）が存在するはずだ。そして、親密に結びついた人たちは、互いに「見捨てたり、傷つけたり、遠ざけたり、孤立化させたり、置き去りにしたりすることを避け」、互いの間にある「愛着を強めたり、保護したりするように行為する」[10]だろう。

「ケアの倫理」に基づいて行為することの背後には、人間が「傷つきやすい（vulnerable）」存在であるという確信がある。ギリガンが面接をした女性たちの多くは、「他人を傷つけたくない」という感情を持っていた。それは、自分自身もまた「傷つきやすい」ということの裏返しである。私たちは、自分たちが〈傷つきやすい〉ということを忘れがちである。身体的にも心理・精神的にもそれほど強くはないにも関わらず、私たちの人間関係は、私たちを傷つける可能性をはらんでいる。だからこそ、私たちは、〈他者への配慮（ケア）〉が、私たちの「傷つきやすさ＝脆弱性《ぜいじゃくせい》（vulnerability）」への眼差《まなざ》しとして理解されなければならないのである。

しかし、「ケアの倫理」を、単純な「弱者の倫理」として考えるのは早計だろう。「ケアの倫理」を、弱者が肩寄せ合い、互いに慰め合うという依存に基づく「なれ合いの倫理」として理解するならば、それは「ケアの倫理」に対する誤解であるばかりでなく、それを不当に貶《おとし》めている。大人になりきれない人たちの間に成立する「なれ合いの倫理」ではなく、私たちは、自主独立的な個人による〈支え合いの倫理〉を「ケアの倫理」と重ね合わせている。そして、自主独立的な個人というあり方が、実は、〈支え合いの原理〉に基づかないかぎりは存立しえないとすら考えている。

また、ギリガンの唱える「ケアの倫理」をたんに「女性の倫理」としてだけ考えるのも、狭隘《きょうあい》で頑《かたく》なな考えであると言わなければならない。私たちは、男性だからといって〈他者〉を顧慮しないですむこともなければ、人間関係を配慮しないような倫理観を持っているわけではない。女性だからといって、必ずしも「ケアの倫理」を実践しているわけでもないだろう（私は男性なので、女性の倫理観の個別的な差異についてはわからないけれども）。

ギリガンが指摘したかったのは、男性中心の倫理観が「人間一般の倫理」として通用するということの無頓着さであり、それを女性も男性も内面化していたことである。この点については、私のような男性もまた反省しなければならない。しかし、私としては、ギリガンの「ケアの倫理」を、女性の倫理観としてだけでなく、もっと広い視野のもとで捉《とら》え直し、「ケア」を私たち人間の倫理として考えていきたい。そのとき、私たちは、「異なった声」によるコミュニケーションが互いの誤解の原因にもなりうることに注意しなければならない。それは、彼女が女性と男性が異なった「声」でコミュニケーションをはかる際の誤解の危険性を示唆しているだけでなく、社会的弱者としての、子ども、高齢者、障害者などの人たちの「声」を誤解する危険性を示唆してもいる。ギリガンの次の言葉は、私たちにその危険性を示している。

「私たちは、何世紀もわたって、男性の声と男性の経験を基礎とする発達理論に耳を傾けてきた。同じく、より最近になって、女性の沈黙に気がつくだけでなく、彼女たちが話しているときに彼女たちがいっていることを何であるかを聞くことが難しいことに気づきはじめた。しかし、女性のもっている異なった声のなかに、ケアの倫理の真実、人間関係と責任との間の絆《きずな》や関係がうまくいっていないときの攻撃性の起源がある。女性の人生の異なった現実が見えず、女性の声のなかにもさまざまな違いがあることを聞き取れない理由の一つは、社会的な経験や解釈には、単一の様式しかないと仮定してしまうことに由来する。代わりに、二つの異なる様式を措定《そてい》することによって、私たちは人間経験のもっと複雑な描写に到達するのである。（中略）責任と権利との間の緊張関係が、どのようにして人間の発達の弁証法を支えているのかを理解することは、最終的には結びつくことになる、経験についての二つの異なる様式の統合（integrity）を見ることである」。

ギリガンの言葉のなかの「男性」を「健常者」に、「女性」を「障害者」に置き換えたり、「男性」を「医療者」に、「女性」を「患者」に置き換えてみれば分かるように、「ケアの倫理」の射程はより拡大するだろう。そして、私としては、これらの様々な方向に向けて「ケアの倫理」を発展させ、さらに「ケアの人間学」へと繋げていく方途を目指したいと思う。

❖「ケアの倫理」批判

ギリガンに対する賛否については、とくに、彼女の「ケアの倫理」がフェミニストたちから厳しい批判に晒《さら》されていることだけは指摘しておかなければならない。フェミニスト側からのギリガンに対する批判はおおむね二つの点がある。(11)

まず第一に、フェミニストがギリガンを批判するのは、「ケアの視点」を持つことができるのは、女性だけであるかのように語るギリガンが、女性・男性という性差を固定し、フェミニズムの運動に逆行するように見えるということだ。ギリガンのようなケア倫理学（care ethics）は、「女性倫理学（feminine ethics）」と呼ばれ、「フェミニスト倫理学（feminist ethics）」と区別される。そのうえで、フェミニスト倫理学は、女性倫理学が性差別的な文化の文脈の中で発展してきたという信念に支えられていると言う。フェミニストは、〈他者〉をケアしサポートするという女性の能力が、女性が近代社会のなかで男性に対して従属的な地位しかなかったことの結果であり、優れた女性の特質として「ケア」を称揚《しょうよう》することが、男女の間にある力関係の中で女性を下位にとどめておく可能性を危惧していると考える。そのために、〈他者〉をサポートし喜ばせるという女性の従来のイメージに対抗して、ケアよりもアサーション（主張）を鼓舞《こぶ》するフェミニストもいる。

また、ギリガンに対する第二の批判としては、ケアがそれ自体では倫理（学）として機能することはできないということがある。ある論者は、不道徳的な目的のためにも、ケアが利用される可能性を指摘し、正義や他の価値とのバランスをとることを要求する。女性の特性としてのケアを主張するあまり、「女性のための女性のケアの欠如」を見落とす可能性があるという批判もある。つまり、〈他者〉をケアすることが自分自身を軽視することに繋がる可能性が否定できないからだ。

確かに、他者をケアすることで自分をケアすることを忘れるということは、ケアする人たち（＝ケア提供者 caregiver）の「バーンアウト（燃え尽き burnout）症候群」として現れている。看護婦などのケアの専門家や、親などの家族に対してケアを提供する人たちの中には、ケアを受ける人による身体的あるいは感情的・情緒的な要求に応えようとして、疲弊《ひへい》してしまった人たちもいる。

ケア提供者には、バーンアウトに陥る危険性がある。「ケアの倫理」を実践することが、結果的に、バーンアウトを引き起こしてしまうのであれば、「ケアの倫理」は意味がない。しかし、バーンアウトを引き起こしてしまうような関わりは、ほんとうに「ケア」による関わりなのだろうか？　ギリガンも言うように、自己犠牲的な人間関係は、「ケアの倫理」の発達の中間段階であり、より成熟した段階では、自己犠牲的なケアということは反省されるはずである。したがって、バーンアウトしてしまうような関わりは、もしかしたら「ケアの倫理」で目指されている「ケア」の本来のあり方ではない可能性もある。

ただ、ケアを本当の意味で実践していたとしても、そしてケア提供者が孤軍奮闘したとしても現実的には限界がある。それ故、どうしても「ケアの実践」には、複数の人たちの関わり合いによる、相互的な〈支え合いのシステム〉が背後に存在する必要がある。そして、それは人的資源だけでなく、社会や国家などによる制度的な整備も含めた、一つの〈ケア・システム〉として考えられなければならない。

第3節 〈心〉が傷ついた人のケア

❖「それでも生きていく」こと

私たちは、様々な別れを経験し、そのつど「小さな死」（デーケン）を乗りこえて生きていかなければならない。ふだん何気なくすぎていく日々も、一つの小さな別れからガラッと様相を変えてしまうこともある。だらだらした生活を送っていても、ある日を境にきちんと生きていかなければならないと思い直すこともある。それが何によるものか、きっかけが何であるかは、とくに問題ではない。とにかく、そのような「特別の何か」が私たちの人生の風景を変えてしまうことがある。

私は、悲嘆について、私たちが最低限知っておくべきことについて述べた。しかし、死別悲嘆についてたんなる知識として身につけておいても、それを実践できるかどうかは別問題である。身に降りかかる災難の種類や規模によっては、悲嘆の知識など吹き飛ばすくらいの力がある。その一方で、悲嘆についての知識など持ち合わせなくとも、悲嘆に陥らず、知らず知らずにやり過ごすことのできる人もいるし、知識を持っていても実際には悲嘆に明け暮れ、心理的にも身体的にも「スピリチュアル」にも決定的なダメージを受けてしまう人もいる。

事件、事故、災害は、私たちの予測もなく訪れる。その突発性に驚かされ、翻弄《ほんろう》される。そのときの悲嘆や狼狽《ろうばい》などは、筆舌《ひつぜつ》に尽くしがたい。それを表現せよと言われても、悲嘆にくれている人に冷静で正確な表現を求めるなどできはしない。おそらく当事者でも、事件後しばらくたってからでさえ、当時のことを振り返り、自分の感情を表現することはできないかもしれない。事件や事故などに巻き込まれた人だけしか、そして、その瞬間だけしか、その辛さやむごさ、悲惨さを理解することなどできないかもしれない。

一九九五年の三月に起きた「地下鉄サリン事件」に巻き込まれてしまった被害者の人たちや、その家族の人たちの苦痛の叫びが『それでも生きていく——地下鉄サリン事件被害者手記集』(地下鉄サリン事件被害者の会・著、サンマーク出版、一九九八年)に多数載せられている。そこには、遺《のこ》された人たち、被害者を見守る人たち、そして、被害者自身の肉声が事件の理不尽さ、卑劣さ、残酷さを告げている。事件後、数年以上経過してもなお、事件の傷跡を消し去れないで生きていかなければならない人たちがいる。

何の変哲もない日々を送りながら、代わり映えのない日常を繰り返し、いつもと変わらない通勤や通学の途中に、ふと乗り合わせた早朝の地下鉄で、未曾有《みぞう》の事件に巻き込まれてしまったことの不条理。事件に巻き込まれ、その後の生活や人生をめちゃくちゃにされてしまった人たちに対して、テレビやラジオ、新聞などの報道でしか事件を知らない私たちに何ができるのだろうか? 自分の家族が、朝になって出勤していくとき、「行ってらっしゃい」と見送りながら、その日の夕方に遺体となって帰ってくるようなことになったとき、遺された人たちは、そのときからどのように生きていけばよいのだろう。そして、遺された遺族の人たちに、私たちは、どのように声をかけ、事件の翌日から、関わっていったらよいのだろうか？

私などが言うまでもなく、遺された家族や周囲の人たちは、「それでも生きていく」しかない。そして、「それでも生きていく」しかない人たちに対して、私たちは何ができるのだろうか？　おそらく、予期せずして様々な出来事に遭遇し、辛い体験をしてしまった人たちの証言を真摯《しんし》に受け止めること、そして、それを最大限生かすことだけが、私たちがかろうじて災難に見舞われなかった者としてできることではないだろうか。

また、現代の私たちがさらに未来の人たちに向かって何かできうることがあるとすれば、未来の人たちがまだ経験も体験もしていないことを経験し、体験してしまったことを伝え、彼ら・彼女らに、万が一のための準備を提供することだけかもしれない。

私たちは、何があっても生きているかぎり、生きていかなければならない。私は、ある意味で生きていく方が死ぬよりも辛く悲しいことなのかもしれないと思うときがある。そう思ったのは、やはり一九九五年に起こった二つの象徴的な出来事に出会ったからだった。

❖阪神・淡路大震災の経験?

一九九五年は私にとって印象深い年だった。私はその年の四月に九州の歯科大学から東京の大学に移ることが決まっていた。その年は、年明けすぐの一月十七日午前五時四十六分に、阪神・淡路島地域をおそったいわゆる「阪神・淡路大震災」(マグニチュード七・二、震度七)と、三月二十日午前八時、地下鉄日比谷線、丸ノ内線、千代田線など合計五路線に、オウム真理教(後にアレフと改称)によってサリンがまかれた「地下鉄サリン事件」が起こった。

当時、大学の同僚は、関東も関西も生命の危険があるから、九州に残ればいいのにと冗談を言っていた。私は、それもあながち的外れでもないなと思った。歴史的に未曾有の天災と人災が二か月の間しかおかずに立て続けに起こったことは、何かもっと不吉なことの前兆のようにさえ見えたからだ。ましてて、その後の物質的・人的影響も考えれば、それらの被害は想像を絶したものがあった。これでも一応、私は九州の大学で「倫理学」を教えていたので、二つの事件について、倫理学的問題としての緊急避難の問題や、その後の国家や自治体の対応、個人レベルでの救済運動などを含めて様々なことを考えた(それが、自分のなかで未だに生かされていないことに、内心忸怩《じくじ》たるものがある)。

それでも、私にとって「阪神・淡路大震災」の経験が自分のなかの何かを変えたような気がするのは、わずかながら、震災を「体感」したからかもしれない。阪神・淡路大震災が襲ったその日その時間、私は、小倉(北九州市)の自宅で寝ていた。地震については、それほど大きくないときでも揺れを感じて目覚めることがたびたびあった。その当日は早朝でいちばん眠りも深かったはずなのに、わずかな揺れで目が覚めた。ぼーっとしたまま、冬の寒い早朝を布団のなかで、すぐに訪れた激しい揺れに体を揺すられていた。けっこう大きな地震だなと思うと同時に、また寝てしまった。

頭のどこかで気になっていたのか、いつもよりも早く起き出してテレビのスイッチを入れると、白い煙をあげてビルが燃えている様子が報道されていた。私は何がなんだか分からぬまま、他のテレビ局の報道番組ものぞいてみた。どの局も燃え盛るビルや建物、エキセントリックに叫ぶアナウンサーがことの重大さを告げていた。それにもかかわらず、いつになっても、どのような状況なのか正確な情報が流されていなかった。町々が燃え盛り、消防車の音が響きわたる映像が、日本のどこの地域の出来事を映し出しているのか、寝ぼけた私にははっきり分からなかった。

事件の重大さにもかかわらず、正確な情報がきちんと報道されていないという不可思議さを感じ、いらだった。まだ明け切らない薄明のなかでからだを揺らした地震が、ある地域を破壊していたことが少しずつ理解され、ビルが燃え、建物が倒壊している場所がそれほど遠くない地域なのではないかと気が気ではなかった。

私が感じた情報の混乱もしくは報道の不手際というのは、同じ福岡県で地震を体験した田代信維の報告にも書かれている。田代は、次のように書いている。

「十七日の未明、福岡に住む私は、夢の中で地震を感じ、家財の箱や置物が揺れる部屋を滑るように動き回るのを、一生懸命に止めようとしていた。何か起こったのか、まったく分からなかった。動きが止まって、ふと意識がもどったら目が覚めた。変な夢を見たものだと思ったが、そのまま、またウトウトとしてしまった。朝のテレビ、ラジオからのくり返し流されるニュースで二度びっくりした。神戸が大変な事態になっている。福岡もM1で確かに地震が起こっており、正夢というより、事実であることがわかった。（中略）マスコミは死者の数、家屋の破壊状況を伝えて来る。さながら戦争の実況放送に終始しているように、私には思えた。大変な状況にあることはよく理解できたが、身内や親戚が在住している人にとっては、まったく役に立たない情報で、一層不安を募らせるばかりである[12]」。

田代が書いているように、福岡県でも十分に震災を「感じる」ことはできた。ただ、当然、神戸で震災に遭われた人たちに比べれば、比較にならないほど安穏としていたことは事実である。それだからこそ、現地から離れた九州では、報道の仕方の不十分さと不適切という問題が気になったのだが。しばらくして、地震で甚大な被害を被ったのが神戸であると報道されたとき、ほっとしてしまった。とりあえず、神戸地域には知人や親戚、私が直接に親交を持っていた人たちは住んでいなかったからだ（実は、知人が震災の被害を受けていたことを後で知って、驚いた）。相当な被害を数百キロしか離れていない人たちが被《こうむ》ったにも関わらず、自分の関係者に直接的には影響がないと分かったとたんに、遠い地域の火事や地震は、私にとっては文字どおり「対岸の火事」でしかなくなってしまった。

被害の大きさは、その日の報道だけでなく、それから毎日のようにテレビ、新聞に始まり、大学内部の関係者たちから様々に伝えられてきた。体に直接地震の大きさを感じ、地震をそれなりに自分の経験として実感するという立場にいた私（それでも、当時、神戸周辺や淡路島にいた人の体験からすれば、やはり「対岸の火事」でしかないことは承知しているつもりである）は、状況が飲み込めるにつれて「客観的＝無責任」な立場に移っていたのだった。

❖ケアとサポートの意味

私が、震災について、まして被災者の人たちや、その人たちを援助した人たちの苦労や努力について語る資格があるとは思わない。地下鉄サリン事件に巻き込まれ、家族を失ったり傷つけられたりした人たちの痛みを一〇〇％理解できるとは言わない。何を書いても、それはあくまで自分が経験していないことを想像で書くしかないからだ。わけしり顔で、大所高所から偉そうに語ることはできない。

それでも、何かを語ることができるとすれば、そして語らなければならないとしたら、〈私〉という個人の資格においてのみ語ることができると思う。つまり、これから先、どれほどの災害や災難に遭遇するかわからないが、それらに遭遇しても、それを乗りこえて生きていかなければならないのは、紛《まぎ》れもない〈私〉個人なのだ。だから、〈この私〉という立場で、語ることが許されているのではないかと思う。そして、ケアとサポート（援助）ということについて、「それでも生きていく」必要があり、「生きていかなければならないとき」、〈私〉だったら何ができるか、そして同じような悲劇を体験してしまった〈他者〉に対して何かできるかということを考えていきたい。

確かに、未曾有の体験をし、その辛酸をなめた人たちの体験の重要性を十分に承知したうえでなお、

「体験しなければ語る資格はない」という体験主義の人たちもいるかもしれない。しかし、体験しなくても、体験した人たちのそばに寄り添うように、そして何らかの仕方で居合わせることはできないか。そのことを考えることも、必要なのではないかと思う。

「ケアの倫理」という観点から、万が一の災害や事故、事件や思いも寄らない突発的な出来事、さらには病気や怪我によって、誰かが一時的にでも〈からだ〉や〈心〉が冒されたり傷ついたとき、私たちは何ができるかということを考えてみることも、「ケアの倫理」にとって重要なことだと思う。それでは、「ケアという視点（care perspective）」を含めた上で、実際に人を「支える」（サポートする）という観点から、具体的な話をしてみよう。

❖被害者の〈心〉の傷

ここでは、見た目には「ふつうの人」と変わらないけれど、実際には〈心〉に大きな悩みや問題を抱えて生きている人の「心の傷」を問題にしたい。通常では見過ごされてしまい、本人もなるべく隠そうとして無理して生きている人たちの「心の叫び」を、どのようにしたら理解することができ、さらに、ケアすることができるのかということを考えていきたい。確かに、それはとても難しいことだろう。それでも、この問題を通過しなければ、私たちの「ケアの倫理」は不十分なものになってしまうだろう。

もちろん、私は、いわゆる「心の傷」の専門家ではないし、十分な知識も持ち合わせていない。それについて語るための「サポート」が必要だ。そこで、私が最も感銘を受け、学ぶところの多かった小西聖子に語ってもらおう。小西の「犯罪被害者」に関する本[13]を読むにつけ、いろいろな人が様々な仕方で〈心〉に傷を受けて苦しんでいることが分かる。それと同時に、私は、それらの人たちに何一つ援助の手を差し延べていないのではないかとさえ思う。

私たちは、自分の身近にいる人がどのくらい〈心〉に傷を受けているか分からない。分からないから、もしかしたら何気なく語ってしまう一言で、さらにその人の〈心の傷〉を深くしてしまっているのかもしれない。そのことで、自分も「加害者」の一人なってしまう危険性がある。私たちは、他人の〈心〉の中を慮《おもんぱか》って行動したり声をかけたりすることがなかなかできないことがある。自分の忙しさにかまけて、他人のことなどかまっていられない場合も多い。

それでも、自分がそのような仕打ちにあうと、人のことを恨んだり責めたりする。ギリガンが言うように、実際の人間関係の複雑なネットワークの絡み合いの中で、他人に対するケアを成熟させていくのには時間がかかる。それでも、自分のなかに他の人の視点を含み込みつつ、自分の行動を律していくことは忘れてはならない。

一方で、「心のケア」について知識や情報として語ることは易しい。阪神・淡路大震災以後、「心のケア」という言葉は一つのブームをつくった。しかし、本当の意味で、〈心をケアする〉ということは、相当難しいと言わねばならない。それは単純に、「心理療法」とか「心理カウンセリング」という問題だけで終わらないからだ。〈心〉に傷を負った人たちは、〈からだ〉に傷を負うのとは違った「傷」

を受ける。それは、ある意味で、人間の本質に関わる部分に〈傷〉を負うことになるのだと思う。例えば、犯罪被害者たちは、「人間の尊厳」という部分に「傷」を負ってしまったのではないだろうか。だから、「心の傷」を精神医学的・心理学的に治療するだけでは、〈心のケア〉としては不十分だと思う。その人の存在も人生もすべて含んだ形でケアを実践し、援助するということがどうしても必要になるはずだ。人格や人格の尊厳を傷つけられた人のその人格や尊厳をケアすることができて初めて、その人の「心の傷」が少しでも軽くなるのではないか。

それでは、〈心〉に傷を負った人に対して、私たちは、どのようなケアや「支え合い(interdependence)」ができるのだろうか？ 「ケアの倫理」の中で、どこまで人格や人格の尊厳を含めた〈その人〉をケアすることができるのだろうか？ 私たちがここで考えなければならないことは、そういう問題だ。

❖心的外傷（トラウマ）とは何か

私たちは、日々の生活のなかで、ストレスの原因に直面している。そして、比喩的に言えば、ストレスの強度や衝撃度に応じて、私たちの〈心〉は歪んだり、傷ついたりする。それでも、〈心〉には快復力もあり、それなりの弾力もあるから、環境や状況に応じて形を変えたりしながら、ストレスを極度に受けないようにする場合もある。しかし、もし〈心〉の対処能力の限界を超えるような、強力なストレッサー（ストレスの原因）が加えられたらどうなるのだろう。〈心〉はそれに耐えきれず破壊されてしまうこともあるかもしれない。

死別による悲嘆とは〈心の傷〉の一つと考えられる。喪失による悲嘆は、私たちの〈心〉や〈からだ〉に影響を与える。悲嘆が、日常性を脅《おびや》かし、日々の生活を送ることを不可能にさせることもある。それ故、悲嘆を抱えて生きる人にケアを提供することがどうしても必要になってくる。

私たちが〈心〉に傷を受けたり、自分の〈心〉の対処能力の限界を超えてしまうような突発的な出来事は、何も死別体験ばかりではない。災害や事件、事故なども、私たちの〈心〉を痛めつけ、ぼろぼろにする。〈心の傷〉としての「心的外傷（トラウマ）」に悩む人たち、そして、そのような人たちをケアする人や応援する人たちの必読書として有名な『心的外傷と回復』の著者ジュディス・L・ハーマンは、次のように言っている。(14)

「心的外傷とは権力を持たない者が苦しむものである。外傷を受ける時点においては、被害者は圧倒的な外力によって無力化、孤立無援化されている。外力が自然の力である時、これは災害である。外力が自分以外の人間の力である時、これを残虐行為という」。

心的外傷をもたらすような事件がふつうの不幸と違うのは、「外傷的事件は生命を脅かし、身体の統一性を脅かす」からであり、「それは暴力と死とに直接に個人が遭遇する」からだ。そのような事態に直面したとき、人間は「極限の孤立無援感と恐怖」に直面し、「破局反応」を引き起こす。災害には不幸な運命という要素も含まれるかもしれないが、人間を襲う「残虐行為」は、運命などとは程遠く、卑劣きわまりない行為であると言わねばならない。

ある人に「暴力」を介して「死」という極限的な状況に直面させ、そのうえ、被害者を恐怖に彩られた孤独に陥れ、自分自身が孤立無援な状況にあると信じ込ませ、誰からも手を差し延べてもらえないと思い込ませる。そのような信じがたい状況のなかで、襲われた人の〈心〉は傷つき、怯《おび》えてしまう。その結果、心的外傷（トラウマ）という「個人の対処能力を超えるような大きな打撃を受けたときにできる精神的な傷」によって、社会から隔絶させられ、何気なく送っていた日常性を恐怖の色で染め抜いてしまう。

小西が言うように、「戦闘の体験、犯罪被害、強姦《ごうかん》、児童虐待、性的虐待、家庭内暴力、誘拐、事故、自然災害、火傷、外科手術、難民あるいは捕虜体験など」の非日常性が、私たちの生活に闖入《ちんにゅう》してくる時、私たちはそれらに対する防衛もできず、相当の痛手を〈心〉に受けてしまう。しかも忘れてはならないのは、小西が言うように、自分が外傷的な事件に巻き込まれ、自分の生命が危機的になる場合だけでなく、「家族や友人の死に直面することや、死の場面を目撃することもトラウマとなりうる」ということだ。私たちは、日常生活の中で、犯罪に巻き込まれたり、事件や事故を経験することはそれほどあるわけではない。いつ、どこで自分が様々な非日常的な出来事に遭遇して、被害者になるか分からないだけでなく、自分の家族、友人、知人がそのような出来事の被害者になることもある。そして、その人だけでなく、私たち自身もまた心的外傷（トラウマ）を抱え込んでしまう危険もある。

また他方では、事件や事故に遭遇したとき、誰もが〈心の傷〉を負うわけではない。それは、私たちの対処能力もまた人それぞれであるからだ。対処能力が強いか弱いかも、実際に、災害や事件に遭遇しないと自分でも分からないし、ましてまわりにいる人たちにも、それぞれの人がどの程度対処能力が備わっているか、それほど簡単には分からない。死別と同じように、いつ、誰が、どこで、どんな形で災害や事件、事故に巻き込まれるか、誰にも予測がつかない。しかし、それら外傷的な出来事によって傷つく人は必ずいるし、その傷から立ち直れないこともあることは忘れられるべきではない。

❖心的外傷後ストレス障害（PTSD）とは何か

しかし、小西は、心的外傷（トラウマ）を生ずるような災害や事故、事件がそれぞれ異なり、対処能力もまた人によって異なっているにも関わらず、「犯罪や事故といった被害の個別性を超えて、また個人の性格や生活史の個別性を超えて、トラウマのあとに起こる反応は驚くほど共通している」と言う。そして、心的外傷後に起こる共通の反応を、「PTSD（Posttraumatic Stress Disorder＝心的外傷後ストレス障害）」と呼ぶ。小西は、「トラウマや個人の多様性から考えると」、PTSDのような共通の反応が生ずるということは「驚くべきことだ」と語っている。

ここではとりあえず、アメリカ精神医学会（APA＝American Psychiatric Association）の診断マニュアル（DSM＝Diagnostic Statistical Manual of Psychiatric Disorders）の第四版（一九九四

年）（DSM―Ⅳ）における分類を示しておこう。第三版（一九八〇年）との異同としては、事件直後一か月までの障害は、PTSDと区別して、ASD（Acute Stress Disorder＝急性ストレス障害）が登場していることである。

外傷後ストレス障害（三〇八・八一）

A　患者は、以下の二つが共に認められる外傷的な出来事に暴露されたことがある。

(1)実際にまたは危うく死ぬまたは重傷を負うような出来事を、一度または数度、または自分または他人の身体の保全に迫る危険を、患者が体験し、目撃し、または直面した。

(2)患者の反応は強い恐怖、無力感または戦慄《せんりつ》に関するものである。

注　子供の場合はむしろ、まとまりのないまたは興奮した行動によって表現されることがある。

B　外傷的な出来事が、以下の一つ（またはそれ以上）の形で再体験され続けている。

(1)出来事の反復的で侵入的で苦痛な想起で、それは心像、思考、または知覚を含む。

注　小さい子供の場合、外傷の主題または側面を表現する遊びを繰り返すことがある。

(2)出来事についての反復的で苦痛な夢。

注　子供の場合は、はっきりとした内容のない恐ろしい夢であることがある。

(3)外傷的な出来事が再び起こっているかのように行動したり、感じたりする。（その体験を再体験する感覚、錯覚、幻覚、および解離性フラッシュバックのエピソードを含む、また覚醒時または中毒時に起こるものを含む）

注　小さい子供の場合、外傷特異的な再演が行われることがある。

(4)外傷的出来事の一つの側面を象徴し、または類似している内的または外的きっかけに暴露された場合に生じる、強い心理的苦痛。
(5)外傷的出来事の一つの側面を象徴し、または類似している内的または外的きっかけに暴露された場合の生理学的反応性。
C　以下の三つ（またはそれ以上）によって示される、（外傷以前には存在していなかった）外傷と関連した刺激の持続的回避と、全般的反応性の麻痺。
(1)外傷と関連した思考、感情または会話を回避しようとする努力。
(2)外傷を想起させる活動、場所または人物を避けようとする努力。
(3)外傷の重要な側面の想起不能。
(4)重要な活動への関心または参加の著しい減退。
(5)他の人から孤立している、または疎遠になっているという感覚。
(6)感情の範囲の縮小。（例＝愛の感情を持つことができない）
(7)未来が短縮した感覚。（例＝仕事、結婚、子供、または正常な一生を期待しない）
D　（外傷以前には存在していなかった）持続的な覚醒亢進症状で、以下の二つ（またはそれ以上）によって示される。
(1)入眠または睡眠維持の困難。
(2)易刺激性または怒りの爆発。
(3)集中困難。
(4)過度の警戒心。
(5)過剰な驚愕《きょうがく》反応。
E　障害（基準B、C、およびDの症状）の持続期間が一カ月以上。
F　障害は、臨床的に著しい苦痛または、社会的、職業的または他の重要な領域における機能の障害を引き起こしている。
▼該当すれば特定せよ。
急性　症状の持続期間が三カ月未満の場合。
慢性　症状の持続期間が三カ月以上の場合。
▼該当すれば特定せよ。
発症遅延　症状の始まりがストレス因子から少なくとも六カ月の場合。

急性ストレス障害（三〇八・三）

A　患者は、以下の二つがともに認められる外傷性の出来事に暴露されたことがある。
(1)実際または危うく死ぬまたは重傷を負うような出来事を、一度または数度、または自分または他人の身体の保全に迫る危険を、患者が体験し、目撃し、または直面した。
(2)患者の反応は強い恐怖、無力感または戦慄に関するものである。
B　苦痛な出来事を体験している間、またはその後に、以下の解離性症状の三つ（またはそれ以上）がある。
(1)麻痺した、孤立した、または感情反応がないという主観的感覚。
(2)自分の周囲に対する注意の脆弱。（例＝ぼうっとしている）
(3)現実感消失。
(4)離人症。
(5)解離性健忘。（すなわち、外傷の重要な側面の想起不能）
C　外的な出来事は、少なくとも以下の一つの形で再体験され続けている。反復する心像、思考、夢、錯覚、フラッシュバックのエピソード、またはもとの体験を再体験する感覚、または外傷的な出来事を想起させるものに暴露された時の苦痛。

D　外傷を想起させる刺激（例＝思考、感情、会話、活動、場所、人物）の著しい回避。
E　強い不安症状または覚醒亢進。（例＝睡眠障害、易刺激性、集中困難、過度の警戒心、過剰な驚愕反応、運動性不安）
F　その障害は、臨床的に著しい苦痛または、社会的、職業的、または他の重要な領域における機能の障害を引き起こしている、または外傷的な体験を家族に話すことで必要な助けを得たり、人的資源を動員するなど、必要な課題を遂行する能力を障害している。
G　その障害は、最低二日間、最大四週間持続し、外傷的出来事の四週間以内に起こっている。
F　障害が、物質（例＝乱用薬物、投薬）または一般身体疾患の直接的な生理学的作用によるものでなく、短期精神病性障害ではうまく説明されず、すでに存在していた第一軸または第二軸障害のたんなる悪化でもない。[15]

もちろん、以上のようなマニュアルでＰＴＳＤがすべて理解されるわけではない。そして、マニュアルに基づく治療がすべて効果的なわけでもない。そうしたことを踏まえたうえで、私たちはＰＴＳＤという問題に立ち向かわなければならない。

小西によれば、ＰＴＳＤ発症の危険要因として、トラウマの大きさ、質、以前の同様な体験、性別、個人の脆弱性（＝傷つきやすさ）、精神科の既往などが考えられる。具体的には、「親戚が病死した場合よりも、子どもが突然殺されたときのほうがＰＴＳＤは発生」しやすいし、「性暴力被害はＰＴＳＤを生み出しやすい」。しかも、注意すべきなのは、「全体として女性はＰＴＳＤの罹患率が高い」ということだ。そして、私たちのまわりにいる人たちが、これらの症状を持って日々を怯えながら生きているとき、私たちはどこまで「想像力」や「共感力」を働かせることができるかということが重要なのだ。それが「ケアの倫理」を意義あるものとして構築するために必要不可欠な問題なのである。

❖強姦によるPTSDの問題

強姦によるASDやPTSDの具体的事例について、私は自分が男であることをこれほど恥ずかしいと思ったことはない。そして、さらにひどいのは、強姦の被害者に対する世間や一般の人たちの感覚の鈍さが、被害者の女性たちを追いつめ、社会からますます孤立化させるという現実であろう。こうした現実を含めた「強姦に対する偏見」について、小西は事細かに説明してくれている。

そして、小西は、まず性被害の援助にとって重要なのは、「性の問題については、『偏見をもたない』ことが強く要求される」と語っている。彼女は「強姦はふつうの性行為とはちがう。行なわれる場所や、加害者‐被害者の人間関係が違うのではなくて、『暴力性』が違う」と言う。それでは、どのように違うのか？　彼女は、強盗と強姦とを比較し、「強盗はふつうの人は絶対やらない違法で暴力的なことだと考えられているのに、強姦のほうはふつうの性交の延長にあると考えられている」と言っている。

「派手な身なりで一人で夜道を歩けば、性交したい男が襲ってくるのは仕方がない。強姦されたほうが悪い。ここには二重の誤りがある。道を歩いている女性をその意に反しても性交の対象にしようという男は、けっして『ふつう』ではない。そのような性交は当事者の合意の上での性交とはまったく異なるものである。そして強姦の暴力はあくまでも加害者の責任である。

強姦が通常の性交の延長にあると考える社会通念のために、行為の暴力性がみえなくなってしまうのである。強姦は性的な暴力である」。

「強姦は性的な暴力である」。この当たり前の事実が、男性中心の社会のなかではなかなか理解されない。レンタル・ビデオ屋に行くと、多数の「強姦ビデオ」が借り出されている。ある一定の数の視聴者がいるから、強姦をテーマにしたビデオが販売・レンタルされているのだろう。恥を忍んで告白すれば、私も実際に「強姦ビデオ」を見たことがある。しかし、全編を通して見てみても、何の性的興奮も得られなかったし、嫌悪感や情けなさ、何とも言えない脱力感を味わうだけだった。私は、自分でも強姦ビデオの視聴者であったことを今さらながら恥じているが、それが未だに量産されており、それなりのニーズがあることに暗澹《あんたん》とする。私たちの中には、潜在的であれ顕在的であれ強姦嗜好をもつ人たちがいる。小西が挙げている次のような「強姦についての俗説」は、まさに「強姦ビデオ」の背景を如実に物語っている。

(1)強姦はたいしたことではない。たんなるセックスにすぎない。(2)強姦は若い女性にだけ起きることだ。(3)強姦は自分が招いたことだ。なれなれしい態度や挑発的な人だけが被害者になる。(4)女性の中には強姦のファンタジーを持っている人もいる。(5)挑発的な服装が強姦を招く。(6)抵抗すれば強姦は防げる。加害者の一人の力では実行不可能である。⑺たいていの強姦は衝動的なものであり、加害者は女性を見ると襲いたくなる。⑻強姦の加害者は見ず知らずの人である。⑼強姦の加害者は異常者である。⑽男性はセックスなしではいられないから強姦する。

小西は、これら十項目の俗説のどれもが無根拠であることを一つ一つ示していく。しかし、小西の理性的な分析にも関わらず、これらの俗説は極めて強固であるが故に、大量の「強姦ビデオ」がこれからもつくられていくだろう。そして、ビデオに唆《そその》かされたのか、自分の内的な欲望のためか、実際に強姦を実行してしまう人がいる。しかも、社会が「俗説」に染まっていることは、強姦をめぐる報道や裁判で、被害者の女性たちが「二次被害」を被るという事実に端的に示されている。加害者に有利で、被害者に不利な強姦という犯罪は、男という性が絡んだもっとも卑劣な犯罪であろう。

さらに最悪なのは、強姦の件数が少なくないということである。諸澤英道によれば、一九九七年の強姦の認知件数は、一六五七件、強制わいせつは四三九八件、人口一〇万人あたりの認知率は、それぞれ一・三件と三・五件である。[16] ここで問題なのは、「日本では、性犯罪は基本的に親告罪であるため、ほとんどの被害者は届けないままになっており公のデータは氷山の一角である」ということなのだ。強姦を含めた性犯罪が卑劣きわまりないのは、被害者が自分の人権を踏みにじられたにも関わらず、犯罪を裁く社会の側が「強姦による俗説」に毒されており、性犯罪を犯罪として理解していないこと、さらには「二次被害」を裁判などで被る危険性があることにある。つまり、私たちの社会は、強姦や性犯罪を理性的に裁けない社会なのかもしれないのだ。

諸澤が参照する小西の調査によれば、日本の大学生（女性のみ）の性被害は、「意に反する性交」は一・八％、「無理やりのしかかられたり、服を脱がされそうになった。性交されそうになった」のは一二・〇％。そして、「無理やりお尻、胸、背中などからだを触られた」という被害に関しては、六四％もある。過半数の女子大学生が性的な嫌がらせ（セクシャル・ハラスメント）を受けており、二％近い女性たちが強姦の被害に遭っている。しかし、これらの被害者のうちで、警察に通報した割合は四％しかなく、強姦の被害者のほとんどはいわゆる「泣き寝入り」をしていることになる。

こうした現実を前にすると、強姦をめぐる偏見と俗説がいかに多くの性的犯罪被害者を生み出しているかということが分かる。そして、加害者のほとんどが男性であるという事実に、私を含めた男性たちの責任は相当重いと言わざるをえない。犯罪被害者のケアについて語る以前に、私たち男性は、性的犯罪をいかに少なくさせるかということにもっと取り組むべきなのだ。そして、警察、裁判所などの公的機関においても、「二次被害」をいかに避けるべきかについて、強姦を含めた性的犯罪被害者の立場を理解したうえでの対応が早急に必要だろう。

小西は、通常の性行為と強姦という「暴力的な性行為は、暴力性という点においてまったく違うのだ」と言う。男が性行為をしたいと思う延長線上に「強姦」があるのではなく、暴力による性交は、もはやふつうの性行為では「ない」。それは犯罪であるということを私たち男性は、もう一度再認識しなければならない。

❖犯罪被害者を援助すること

強姦の被害にあってしまった女性（男性の性的被害も存在していることは指摘されるべきだろう）に対して、私のような男性がケアし、サポートすることはほとんど不可能のように思える。しかし、私たち男にも何かできるはずだ。というよりも、何かをしなければならないのではないか。それは、同じ男が犯した罪に対する贖罪《しょくざい》としてではなく、普遍的な倫理的な要請という「高尚な意図」でもなく、〈私〉という一人の人間として、一人の（複数の）傷ついた女性（男性）を「支える」という基本的な態度として、ということだ。

小西によれば、性的犯罪被害者が最もつらいのは、破壊されてしまった自分の存在の意味や尊厳を再び確立することであり、自分自身に自信がもてずリラックスできないということである。だからこそ、そのような被害者が必要なのは「エンパワーメント」である。「エンパワーメントというのは、『力を中に入れる』ことである。自分の価値を知る力をなくしてしまった人、自分でなにかすることができると思えなくなってしまった人に、そういう力をもってもらうことである」。そして、被害者のエンパワーメントのためには、援助者は「よく聞くこと、受け入れること、自責感を軽減すること、そして被害者自身も自分を受け入れられるようにすること」が必要なのだ。私たちが被害者を援助するときに、私たちは、彼ら・彼女らの「自己価値の回復、あるいは自分がコントロールできるんだ、自分で決めることができるんだという気持ちの回復を図る」[17]ことを目指す。

被害者になってしまった人は、日常生活の中で、ふと開いてしまった「マンホールの口」（上田三四二）の怖さを知ってしまった人だろう。小西によれば、被害者とは、私たちが日常何気なく過ごしている日々のなかで、被害という形で、「あなたは何のために生きているのか、あなたの生死は誰が決めるのか、あなたの価値はどこにあるのか」という「人間が答えられない問題、でも実は皆が抱えている問題に突然直面させられて」しまった人たちなのだ。

被害として、人間の存在と尊厳に関わる問いをネガティヴ（否定的・消極的）に突きつけられたとき、私たちは援助する側としてどのように関わっていくことができるのか？　小西は、強者が弱者に手助けするという考えを捨てることが必要だという。

「援助する側の問題は要するに、私とあの人は全然違う人なんだ、私は幸福で彼女は不幸なんだ、彼は不幸なんだ、そういう発想が原因です。そうではなくて、お互いにもっている問題は共通だけど、あの人は突然ある大変な出来事にさらされたんだよね、私だって、いつそういう出来事に遭うかわからない、でもこれまではただぼんやりしていられたんだよね、と考えてほしい」。

小西は、人間の存在と尊厳に関わる問いを「スピリチュアル（spiritual）」な問題と呼んでいるが、まさにそのとおりだと思う。私たちは日常的な経験的な世界の中で、経験的なレベルで生きている。何気なく日々を送っているとき、私たちは人間の存在に関わる根本的で根源的なスピリチュアルな問いなど見向きもしない。〈なぜ人間は生まれ死んでいくのか、自分が生きている価値は何か〉などと、考えたりはしない。

それでも、あるとき自分が死ぬような危機的な状況に陥ったとき、その失意のなかで〈自分の存在の意味〉を問うこともあるだろう。被害に遭うことによって、私たちの生が、いかに脆弱な地盤（上田のいう「マンホールの口」）の上にあるのかを気づかせてくれる（しかし、このような気づき方はなるべくなら避けたいものだ）。私は、ケアや援助（サポート）に関する経験的で具体的な技術に関してそれほど知らないし、実際にあまり興味もない。それは「ケアの倫理」の仕事ではなく、経験的な心理療法や精神医学の仕事だからだ。

ただ、医学者や心理学者たちが経験的技術にばかり気を取られ、心理的な治療の問題としてだけ、人間存在そのものにとって本質的な問題を理解し、経験的技術的に解決できると思い込んでいるとしたら、私は次のように言いたい。〈心理学や精神医学などの経験科学だけでは、人間の生存・実存(existence）に関わるスピリチュアルなケア（形《けい》而上《じじょう》学的な関わり）はできはしない〉、と。なぜなら、いわゆる〈スピリチュアルケア〉とは、経験を超えたレベルのケアを含んでいるからである。

私は、〈スピリチュアルケア〉とは、「形而上学（metaphysics＝メタ物理学・メタ自然学）」の領域においてはじめて可能であると思う。小西も、日本人がスピリチュアルな問題（私の言葉でいえば、形而上学的な問題）を考える力が弱いことに触れて次のように言っている。

「ただ私たちは宗教を失ったところで、スピリチュアルな問題を考えていかないといけない。被害者は表現はいろいろに異なっても、こういう問題をつきつけられてとまどっていることを話されるからです。

被害者援助に関しては、こういう問題を考えずにトラウマを扱う技術だけを広めていくことに私は危惧を感じるんです。自分でも相変わらず迷っている問題もたくさんありますが、少なくともスピリチュアルな問題の存在を否認しては被害者のカウンセリングはできません」。

諸澤英道や小西聖子たちの努力によって、犯罪被害者をケアするためのサポート組織が全国的に広まりつつある。しかし、その広がりよりもはやい速度で数多くの人たちが、毎日毎日、どこかで犯罪の被害者になっていく。こうした悪循環はどうしたら解消できるのだろうか？

そして、小西も言うように、〈心〉に傷をもってしまった人を援助するためには、どうしても心理的な領域だけでなく、〈スピリチュアルな領域〉に踏み込む必要がある。しかし、人間の生存・実存（existence）に関わる〈スピリチュアリティ〉を、どのようにして当事者以外の〈他者〉がケアし、サポートできるのか？〈その人全体〉をすべてケアするためには、私たちは、ケアやサポートについて、どのように考えていけばよいのだろうか？

次に私たちは、〈からだ〉を病み、苦痛に苦しむ人たちの〈スピリチュアルケア〉について考えることで、〈スピリチュアリティ〉の問題を考えてみたい。

第4節　スピリチュアル・ケア（spiritual care）
——〈いたみ〉を分かち合うこと

❖伯母の死

今から、十年以上前、私は伯母《おば》をがんで亡くした。伯母は、がんで亡くなるずっと以前に、乳がんの治療・手術を受けていた。彼女に直接〈死〉をもたらしたがんが、以前の乳がんの再発によるものだったのか、そうでなかったのか詳しいことは、今でも知らない。ただ、伯母の乳がんが再発する危険性がとりあえず回避されたころ、親族一同で食事会を開いたことがあった。私は、子ども心に、もう伯母のがんはすべて終わったのだとほっとしたのだった。

しかし、彼女はがんで亡くなったし、彼女が亡くなって間もなく、伯母の母である祖母もがんに罹《かか》った。ふたりの間に何か遺伝的な関係があるのかも知れないし、何も関係がないのかも知れない。いずれにせよ、母にでも聞けば正確なことはわかるだろう。そして、医師である父に聞けば、詳しい病因も教えてくれるだろう。でも、それを聞いたところで、亡くなった伯母が帰ってくるわけではない。ほとんど伯母のあとを追うようにして亡くなった伯父《おじ》のことも考えると、伯母の死因を特定することなどどうでもよいように思えてくる。

そして、子どものころの私にとって問題だったのは、伯母が当時乳がんだったということであり、彼女を死に至らしめた病ががんであったということである。私にとって「がん」という病気が恐ろしかったのは、そして今でも恐ろしいのは、それが死と密接不可分な関係にあるということである。

❖隠喩《いんゆ》としてのがん

伯母が亡くなったのは、つい最近のことだから、今の私は、彼女が最初に乳がんに罹ったころよりも冷静に事態を理解しているつもりだ。しかし、記憶がどこかで絡み合ったのか、今でも、伯母の〈死〉は乳がんが再発して彼女を追いつめたからだと思っている。子どもの頃の記憶と大人になってからの現実が結びついてしまって、いったん治ったと思われていた乳がんが実は伯母の体内で潜伏していただけで、ちゃくちゃくと彼女の〈生〉を脅かし、結果的に〈死〉をもたらしたのだろうと思う。私がこのように考えることには何の根拠もなく、医学的に見ればまったく間違ったことかもしれない。

私のように、〈心〉のどこかで《がんは不治の病である》という「医療神話」を信ずることは非科学的な盲信であると非難するのは簡単だろう。しかし、盲信ほど強固なものはない。アメリカの文芸批評家スーザン・ソンタグは自身ががんに罹り、「病気としてのがん」よりも、がんが「隠喩」として語られる文脈の方が怖いことを指摘している。(18) そして、隠喩としての機能は、がんよりももっと怖いと思われている「エイズ（ＡＩＤＳ）」において決定的に作用する。

ソンタグは、「結核が個性を高めるものとしてよくセンチメンタルに受け止められるのに対して、癌は自我を萎縮させるものとして、非合理なほどの嫌悪を抱かれる[19]」と書いている。まわりの人たちは、がんという病気に「スティグマ（stigma）」（望ましくない烙印《らくいん》）を押しつけ、さらに、がんに罹った人にも、同様に「スティグマ」を押しつける。だから、ソンタグは、がんという病気の「意味」を剝奪《はくだつ》するために本を書いた。「癌になるという体験を歪めてしまう隠喩的な付属品がきわめて重大な結果をもたらすということ、そのために人々は、早期に治療を受けたり、十分な治療を受けるためにいっそう努力したりするのを尻込みするのだということを、私は何度も目にして、暗澹《あんたん》たる想いにとらわれていたからである」。

〈隠喩と神話はひとを殺す〉と、ソンタグは確信している。がんは、医学的に見て重大な病気であるとしても、それでも一つの病気にすぎない。がんは、「呪いでも、罰でも、当惑すべきことでもない。『意味』はない、と。必ずしも死刑宣告ではない（神秘化の一つが、癌＝死である）」。さしずめ、ソンタグとは逆に、私などは〈神秘化としての癌＝死〉を、伯母の〈死〉とともに体験してしまったのだろう。

しかし、ソンタグのように自分ががんに罹ってしまったら、私のように「神秘化」などしている暇などない。がんをすごく怖がる人がいる。その一方で、がんなど恐るるに足らずと思っている人もいる。そして、自分ががんに罹ったとき、いちばん私が恐れているのは、私自身が〈私〉自身とどのような関係を取り結べばよいのか分からなくなるのではないかということ、そして、私と周囲の人たちとの関係が、これまでとまったく変わってしまうことである。

伯母が亡くなる直前に見舞いにいったとき、伯母を見る私の目が、彼女がまだ元気なときに伯母を見る目とすっかり変わってしまっていることに気づき、愕然となった。それと同時に、私がそのようにしか彼女を見られなくなってしまったことが悲しかった。私は、以前と同じように、伯母のことを見ることができなくなっていたのだった。それは伯母がやつれて、抗がん剤のために髪も抜けてしまったことで、彼女を見る目が変わってしまったのではない。がんに罹った彼女を見る私の目が、〈がんというスティグマ〉を彼女に張り付けてしまったということが、私の中に「がん」という病を刻印したのだ。その意味で、私は、「がん」が私を蝕《むしば》むことではなく、「がんという意味」が私と私の人間関係を破壊することを恐れている。

確かにこれは、「がん」をあくまで外側から見ている者の勝手な言い草なのかも知れない。実際に、がんという病と闘わざるをえない人たちと、その家族の人たちにとって見れば、私のセンチメンタリズムは、おめでたいどころか噴飯《ふんぱん》ものだろう。

たとえそうであったとしても、がんに罹っていない私が、どのようにしたらがん患者のケアとサポートが可能なのかということを考えるための第一歩であることには違いないと思う。私たちは、自分たちの中にある〈がんという意味の病〉とそのスティグマを見つめ直さなければならない。そうしなければ、私たちが実践しようとする「がん患者のケア」など、偽善以外の何ものでもなくなってしまうだろう。それ故、がんということのもつ「意味」と「イメージ」という神話分析が必要になる。

❖がんの「意味」

がんは、単純に「悪性新生物」が〈からだ〉に発生する病気ではない。それは、私たちの社会生活や日常生活に影を落とす〈意味としての病〉でもある。がんが「スティグマ」であるというのは、がんの告知がそのまま「死刑宣告」(ソンタグ)であるかのような印象を与えるからだ。がんにはマイナスのイメージ、それも「死神」のような〈死〉の観念がつねにつきまとう。

心臓病であれ脳溢血・脳卒中であれ、直接的な死因になる病気はいくらでもある。これらの病気も確かに恐ろしいが、心臓疾患であれ脳疾患であれ、年老いてしまい〈からだ〉の寿命が自然と訪れるにともなって、覚悟ができる場合もある。かつて肺結核が悲劇的に美化された意味を持っていたのとまったく逆に、がんは救いようのない悲劇、同情するよりも忌避されるような悲劇の意味を担っている。がんが高年齢に多いとはいえ、年齢に関係なく誰でもがんに冒される可能性はある。誰彼かまわずがんになるということが、私たちががんを恐れる一つの原因になっているのだろう。

そして何よりも、がんが激痛と切っても切れない関係にあることを、私たちは知っている。私たちは、七転八倒するような痛みを死ぬ前に経験することを恐れている。ある意味で、死ぬことよりも痛みの方が、私たちにとっては辛いことかもしれない。「死のイメージ」についての学生アンケートのなかで、学生たちは〈死〉について、「痛み(心理的ではなくて、肉体的に)」(十八歳・女)、「怖いし、くるしいし、かなしい」(十九歳・女)などの、痛み・苦痛のイメージと結びつけて考えている。日常生活を元気で生きている学生にとって、〈死〉とは〈苦痛を伴う恐怖〉としてイメージされている。

さらに、彼ら・彼女らの意識の背後には、苦痛を伴う死病としての「がん」がある。

私の想定があながち的はずれではないのは、〈死〉のイメージの中には、明確に「がん」を〈死〉と結びつけている学生もいるからだ。たとえば、「死のイメージ」について、「がん、交通事故、年寄り、病院、土色」（二十歳・女）、「天国、家族、友達、病院、がん、ケーキ［?］」（十九歳・女）と語る学生たちは、ソンタグが「がんの神秘化」として指摘した「癌＝死」のイメージの虜《とりこ》になっていると言える。

がんを苦痛や痛みと同一視したり、がんに〈死〉のイメージを重ねることが、私たちの日常の〈生〉において一般的であるとき、医療者たちが、がんの恐怖の科学的無根拠性を繰り返し唱えたとしても無力であろう。作家の重兼芳子は、「臆病な小市民の終末観」というエッセイを書いて、がんに関わる痛みについて提言している。[20] そこで彼女は、医療者にお願いしたいこととして、「痛みからの解放」を訴えている。

「がんの告知のイメージとしてまず浮かぶのは、痛み苦しみを耐えるため、ベッドの鉄枠にしがみついている姿である。七転八倒の悲惨な終末である。そうではないと医療者が説得の限りを尽くしても、今までのがんによる悲惨な様相が、人々の意識のなかにしっかりと滲みこんでいる。そのイメージを払拭《ふっしょく》するには、一度や二度の説得ではどうしようもない。悲惨な死の様相を否定するには、それに匹敵するほどのがんによる平安な死を、実績として積み重ねてゆくしかないのである」。

重兼が言うように、「がん」にまつわるマイナスのイメージは言葉でいくら説明されても、なかなか消えるものではない。そして、実際に、がんの末期の治療に関して、最も実際的な〈からだ〉の痛みの緩和すら不十分であるという現実があるとき、もはやそこには医療者にたいする不信感しか存在しない。痛みが主観的なものであり、〈他者〉に対して伝達不可能な要素があると思い込んでいる医師たちの偏見も、患者と医師との間の意志疎通を妨げている。ここには、科学主義に毒されてしまって、日常生活の「共通感覚＝常識（common sense）」を欠落させてしまった医師がいる。彼ら・彼女らには基本的な人間的共感（sympathy）の能力が欠如していると言ったら言い過ぎだろうか。

医師の科学万能主義は、日常性の中にある〈がんという意味の病〉に対して、ほとんど無力である。インフォームド・コンセントを徹底化することだけでは、私たちの生活者の意識に巣くう、がんというマイナスのイメージを払拭することはできない。それにも関わらず、医師たちは、〈隠喩としてのがん〉や〈意味としてのがん〉に対する日常感覚を非科学的として科学的に解明しようとする。しかし、〈隠喩としてのがん〉は、単純な科学主義的医学ではとうてい払拭され得ない。もっと別な仕方で、がんと対峙《たいじ》しなければならない。

問題なのは医師や医学者たちが科学に洗脳され、〈隠喩〉や〈意味〉の次元を軽視することによって、がんに伴う痛みに対する「配慮（＝ケア）」が十分認識されていないということである。がんが苦痛と切り離せないと信じられているとき、とりあえず、「痛み」を取り除くことによって、〈がんという意味の病〉の猛威を回避させることができることもあると思う。

❖WHOの緩和ケアの定義

人間の痛みは、単純に〈からだ〉の痛みだけではない。〈心〉の痛みもある。しかし、ほんとうに、私たちの〈いたみ〉とはそれだけなのだろうか？　そして、〈からだの痛み〉と〈心の痛み〉は、まったく異なるカテゴリーに入るのだろうか？

「トータルペイン（total pain）」とか「トータルサファリング（toral suffering）」という言葉がある。通常、「全人的痛み」もしくは「全人的苦痛」と訳されている。これらの言葉は、私たちの身体的・心理的な痛みだけでなく、〈スピリチュアルな痛み〉まで、私たちが人間として体験する痛みすべてを包括する表現である。最近では、患者の人間存在全体を視野に入れて、患者の「痛みの緩和」が高度医療の現場で叫ばれている。その背景には、「がんの疼痛緩和」が世界的な規模で問題になってきたということがある。WHO（世界保健機関）は〈からだ〉の痛みだけでなく、〈心〉の痛みや〈スピリチュアルな痛み〉も緩和することを含めた緩和ケア（＝パリアティブ・ケア palliative care）について次のように謳《うた》っている。(21)

「パリアティブ・ケアとは、治癒を目的とした治療に反応しなくなった疾患をもつ患者に対して行われる積極的で全体的な医療ケアであり、痛みのコントロール、痛み以外の諸症状のコントロール、心理的な苦痛、社会面の問題、霊的（spiritual）な問題の解決がもっとも重要な課題となる」。

ＷＨＯは、「スピリチュアル」という側面にまで医療が関わらなければならないことを指摘している。しかしそれと同時に、ＷＨＯのパリアティブ・ケアの定義では、身体的苦痛・心理的苦痛・社会面の問題・スピリチュアルな問題というように四つのカテゴリーを並列し、相互に連関させてから、それらを「人間」という全体の「痛み」として包括するという考え方をとっている。しかし実際に、私たちは、これらの四つの側面を自分たちの中で分けて考えているのだろうか？　痛みというのは、身体的な痛み・心理的な痛み・スピリチュアルな痛みというように、それぞれ独立に痛むことができるものだろうか？

残念ながら、ＷＨＯの定義には、人間としての痛みを持つ患者や病める者の視点が欠落している。もちろん、医療従事者などが患者にアプローチするときの仕方としては、身体的・心理的・社会的・スピリチュアルという領域に分割して、それらに個別に対応して行くしかないだろう。それでも、たとえ医療従事者から見たとき一個の「治療対象」でしかない患者であっても、患者個人としては、四つのカテゴリーに切り刻まれてから足し合わされるような仕方で生きているわけではない。

私たちが病気に罹ったとき、身体的な部分だけが〈病《やまい》〉に罹るわけではない。確かに、病理学的・医学的には身体の一部が罹患するのかもしれない。しかし、人間全体が〈病〉によって様々な影響を被ることは忘れられるべきではない。患者一人ひとりは、〈統合性（integrity）をもった存在者〉である。〈心〉や〈からだ〉を、ときと場合によって分離させたり、そのつどの社会的な役割だけを担っていたり、スピリチュアルで形而上学的な悩みを持ったり持たなかったりするわけではない。

〈統合的な全体性〉としての患者は、自分が〈病〉に冒されたとき、自分と家族、自分と社会との関係、これからの人生設計や家族の将来などに思い煩《わずら》い、〈心〉を乱され、情緒が不安定になる。そのような〈心の悩み〉が、何らかの形で〈からだ〉に悪影響を与えないはずはない。自分の将来や死後を考え、自分の来《こ》し方行く末に思いを馳せて、「自分の存在意味」や「死の意味」に悩むとき、「魂(spirit)」が悲鳴を上げることがある。その結果、〈からだ〉に変化が起こらないなどということはありえない。

患者にかぎらず、人間とは、〈からだ〉と〈心〉と〈人間関係〉と〈魂(spirit)〉とを足し算した結果ではない。私たちの〈人間としての統合的全体性〉は、身体的・心理的・社会的・スピリチュアルという四つの側面をもつというよりも、それらを包括する〈スピリチュアリティ(spirituality)〉という観点から、〈からだ〉と〈心〉と人間関係の有機的な連関が見えてくると考えた方が適切である。それ故、私は、〈スピリチュアリティ〉を四つのカテゴリーの一部として考えるのではなくて、人間の持つ統合的全体性という意味と、同義的に用いることにしたい。

❖人間的な〈いたみ〉・人間としての〈いたみ〉——スピリチュアルペイン

しかし、日本語で、「スピリチュアル」とか「スピリチュアリティ」といっても、その内容をうまく表現できない。したがって、「スピリチュアルペイン(いたみ)」や「スピリチュアルケア」という言葉も、日本ではあまり定着しているとはいえない。ちなみに、窪寺俊之は、日本における「スピリチュアルケアへの無理解、誤解、偏見」の理由を五つ挙げている。[22]

第一に、「スピリチュアル」の原語である「スピリット（spirit）」が日本人に馴染《なじ》みがないこと、第二に、〈スピリチュアルケア〉に関する資料の不足、第三に、〈スピリチュアルケア〉に関する議論や研究がほとんどなされてこなかったこと、第四に、宗教を基盤にした病院やホスピスでは、宗教者や信仰者が実践的な試みを行っていても、それを学問的研究課題としてこなかったこと、第五に、〈スピリチュアルケア〉を実践するシステムが欠如していたことである。これらの結果、〈スピリチュアルケア〉が「宗教的ケア」と誤解されたり、「精神的ケア」（＝心理的ケア）と誤解されたりしてきた。

もちろん、窪寺が言うように、宗教者や心理学者がスピリチュアルの領域をすべて網羅できるわけではないし、彼ら・彼女らがスピリチュアルの領域の独自性を認識していたとは言い難い。そこで窪寺は、「スピリット」を基本的な欲求として捉え、「宗教的ケア」や「精神的ケア」と異なるものとして再定義しようとする。彼は、〈心のケア〉のなかに「スピリチュアルケア」「心理的ケア」「宗教的ケア」をすべて含ませて考えている。

病気になることはそれ自体では大したことではない。重要なのは、たとえ病気であっても、寿命がつきるまで生きていかなければならないということだ。〈病を抱えた生〉は、これまでの〈生〉とはまったく異なっており、〈苦痛をともなった生〉になるかもしれない。〈死〉について考えたことのない人が、〈死を予定された生〉を耐えることは難しい。その苦痛は、あいかわらず〈生〉を謳歌している人にとっては想像を絶する。

〈スピリチュアルペイン〉とは、まさに〈死を予定された生〉を生きなければならないときの〈いたみ〉であると言ってよい。例えば、がんという病が耐え難いのは、がんそのものによる身体的な激痛もさることながら、〈がん＝死〉という〈意味〉が〈心〉を痛めつけ、生きる気力を萎《な》えさせるからだ。そして、がんに伴う〈スピリチュアルないたみ〉が、私たちから生きる希望をとりあげる。私たちの中には、〈スピリチュアルペイン〉の前で、絶望する人もあるかも知れない。

より正確に言えば、〈スピリチュアルペイン〉とは、〈絶望することのいたみ〉である。良く生きること（well-being）もできず、死ぬこともできないとき、私たちは〈絶望〉するしかない。生物学的には、酸素と栄養さえあれば、「生体」として生きることはできるだろう。しかし、人間として、それも尊厳（dignity）をもった人間として生きていくことは、それとは別の生き方・存在の仕方である。

それでは、私たち健常者が絶望の淵に立たされた〈病者＝絶望者〉をどのようにケアできるのだろうか？　この問いに答え、その答えのままに実践していくことこそ、〈スピリチュアルケア〉の意味と役割があるのではないか。人間の全存在をかけた〈いたみ〉に対して、医療者の科学的で医学的な「苦痛の緩和」という単なる「処置」ではなく、ケアを提供する者もまた、人間全体として対処していくケアを実践していかなければならないだろう。

窪寺は、〈スピリチュアルケア〉を「危機状況にある人間への基本的かつ不可欠な援助」として位置づけ、「死という危機状況の中で恐怖、不安、怒り、無力感、疎外感、遺棄感を体験する患者に対して、人間存在を超え、超空間的、超時間的存在者との関係を回復し、かつ苦難の中にも『生』や『苦難』の意味や価値を見いだし、現在生きている『生』に喜びと平安を見いだし、さらに将来に生きる意欲や希望を見いだすように援助すること」と言う。「死に至る病」としての「絶望」に陥っても、〈それでも生きていかなければならない病者＝患者〉にとって、どんな形であれ、近くに援助してくれる人や動物があり、そのものたちとの共感関係を結ぶことができれば、それだけでも「生きていく意味」を獲得できるのではないだろうか。

❖受苦の受動性

私たちが医療の現場において〈スピリチュアリティ〉を考えていくとき、どうしても医学や看護学といった科学的な言説や、日常的な言説表現に囚《とら》われてしまい、その中で思考してしまう傾向にある。だから医学や看護学の専門家が慣れない言葉で〈スピリチュアリティ〉について語ろうとしても、彼ら・彼女らの言葉では、〈スピリチュアリティ〉の実相をきちんと把握できない。彼ら・彼女らが医学や看護学の専門家なら、形而上学的思考の専門家として哲学者や倫理学者がいることを忘れないでほしい。医学者や看護学者がそれ相応の訓練を積んできているのと同様に、哲学研究者や倫理学研究者もまた、形而上学的な思考の訓練を積んできているのだから。そこで、形而上学的な側面から〈スピリチュアリティ〉と〈いたみ〉について考えてみたい。

形而上学的な倫理学を志向しているエマニュエル・レヴィナスという哲学者がいる。彼は、「苦しみ」が一つの心理学的内容でありながら、それが「意識に反して」おり、「引き受けることができないもの」であると言う。[23] 苦しみとは、それ自体が感覚であり私たちの体験に属していながら、私たちにとって「耐えることができない」ものである。しかし、ここには矛盾がある。苦しみとは「耐えることができない」ということでありながら、この「耐えることができない」ということそのものも、一つの感覚であり体験であるからだ。〈いたみ〉や〈苦しみ〉の感覚は、自分の思い通りにならず、つねに自分の意志を超えている。苦しみの前では、私たちは「受苦の受動性」に捉えられている。レヴィナスは次のように言っている。

「痛みは人間の自由を制限して、ついには自己意識を損ない、受苦の受動性たる人間に事物の同一性しか残すことがない。苦しむ人間の人間性は、非-自由とは別の仕方で人間性を引き裂く苦痛によって圧倒される。苦痛は荒々しく狂おしい仕方で人間性を圧倒する。非-自由によって行為を支配し麻痺させるような否定よりも仮借《かしゃく》ない仕方で、苦痛は人間性を圧倒するのだ」。

私たちの苦しみは、身体的・心理的な現象に還元できるものではない。レヴィナスは、患者の「受苦の受動性」を分析しながら、苦しみが無用のものであり、それが「無動機、無目的」であることを指摘する。〈いたみ〉は、どこからともなく訪れ、私たちを痛めつける。当然のことながら、〈いたみ〉には何の動機もなければ何の目的もない。彼は、「末梢神経の障害から生じる神経痛や腰痛」、さらに「悪性腫瘍《しゅよう》に侵された患者たちが感じているかもしれない耐えがたい激痛」を例に挙げ、「病気としての痛み」が、自分にとってはもはやどうにもならないものであることによって、逆説的だが、他者との関係への通路を開き、倫理の問題を引き起こすと言う。

「『病気としての痛み』は他の心理学的状態に統合したとしても、『病気としての痛み』が軽減されるわけではない。それどころか逆に、苦痛の非情さに苦悩や悲嘆が付け加えられることになろう。しかし、さらに歩を進めることができる。つまり、他者と関わる生において、他者との関係において、心的に不遇な状態に置かれ、虐《しいた》げられ貶《おとし》められたひとびとの『病気としての痛み』に言及することで、あるいは純粋な痛みの本質的事態に到達できるかもしれないのだ。他者との関係において味わわれる苦しみは、その荒々しい有毒性を失うことこそないが、もはや心の全体を覆うものたることをやめ、新たな領野で新たな光のもとに置かれることになる」。

レヴィナスの言葉を私なりに敷衍《ふえん》するならば、「病気としての痛み」というのは、まさに自分一人では対処できない〈いたみ〉である。それゆえ、どうしても〈他者〉に助けてもらわなければならなくなる。〈いたみ〉を通じて、他者と関わり合わなければならなくなる。レヴィナスは、「苦しみという苦痛——この根源的受動性、無力、放棄、孤独——は、引き受けることのできないものでもあるのではなかろうか。このようにある秩序や意味の統一性に統合されないものであるがゆえに、苦しみという苦痛はある逃げ場の可能性、より正確に言うなら、嘆き声や叫び声やうめき声の通路であるような逃げ場の可能性なのではなかろうか」と語っている。

❖「間—人間的なもの（l'inter-humain）」としての苦しみ

私たちがもはや引き受けることのできないほどの「苦しみ」は、私たちに「嘆き声や叫び声やうめき声」をあげさせる。これらの声が、実は、私たちにとって苦しみという受苦の受動性から、「逃げ場」へとつながる「通路」を開く。嘆き声、叫び声、うめき声を、苦痛でのたうち回っている私たちの訴えとして、誰かが聞いてくれる。そして、それらの声を聞いた人たちは、私たちを救済してくれるはずだ。レヴィナスは次のように言っている。

「嘆き声や叫び声は、別の自我による助けを、治療を、救助を求める初原的な訴えであり、別の自我の他性、その外部性が救済を約束するのではなかろうか。救いうるものへの最初の通路がこうして開かれるわけだが、そこでは、慰めや死の延期を求める訴えよりも容赦なく、また切迫した、鎮痛を求める訴えがうめき声とともに発せられ、この訴えをとおして、医学的なものという人間学的な範疇が第一義的なもの、還元不能なもの、倫理的なものとして課せられることになる」。

私たちは、痛みに耐えきれずうめき声を発する。それは特定の誰かに向かっているというわけではないが、それを聞き届けてくれる〈誰か〉に訴えている。痛みによる叫び声やうめき声は、私たちの〈魂〉の奥底からの叫びである。誰もが、苦痛からのうめき声をきくとその場から逃げ出したくなるほど身につまされる。ある人の純粋な苦しみが、その苦しみの声を聞いた人との間に倫理的な関係をもたらす。レヴィナスは、苦しみによって開かれる倫理的なパースペクティヴを「間―人間的なものの倫理的パースペクティヴ（仏 la perspective éthique de l'inter-humain）」と呼ぶ。そして、彼は、「苦しみに苦しむこと、他の人間の無用な苦しみへの苦しみ、他者を襲う理不尽な苦しみに対する私の正義の苦しみが、間―人間的なものの倫理的パースペクティヴを苦しみに対して開くことになる」と語っている。

だからこそ、私たちは、次のことをきちんと理解しておくべきなのだ。〈純粋な苦しみや苦痛が「間―人間的なもの」であるということによって、苦しみは私たちに倫理的であることを要請する〉ということを。

また、レヴィナスは、「他者における苦しみと私における苦しみとが根底的に区別される」と言う。私が体験する苦しみは、誰にも代替できない根源的な苦しみである。そして、他者が体験する苦しみもまた、私には代替できない。しかし、私たちそれぞれの苦しみは、共に自分一人だけでは耐えることのできない苦しみでもある。それ故、私は苦しみの果てに〈他者〉を要請してしまう。私の苦痛から発せられるうめき声を聞き取った〈他者〉は、それを自分の苦しみとしてではなく、〈私という他者の苦しみ〉として引き受ける。

〈その人〉が引き受けた〈私の苦しみ〉は、確かに、その人自身の苦しみになるけれども、そもそもが〈私という他者の苦しみ〉ではあるために、その人だけでも耐えることのできる苦しみに変わっている。〈私の根源的な苦しみ〉は、〈他者〉が代わってそれに耐えてくれるし、〈他者の苦しみ〉であるならば、〈私〉にもそれを耐えることができる。言い換えれば、〈私〉と〈他者〉の両者の苦しみは、互いに〈他者の苦しみ〉であることによって、相互に引き受け合うことができる。

レヴィナスは、苦しみを互いに分かち合うことによって、「真に間―人間的なものは、他の者に対してある者が無関心ではないことのうちに、他の者に対するある者の責任のうちに宿っている。ただし、非人称的な法のうちに書き込まれる責任の相互性が、この私としての自我の倫理的構えに刻印された責任という純粋な愛他主義と重なり合うに先だって、まさに相互性の機縁となる一切の契約に先だって、ある者は他の者に対して責任を負うている」と語っている。

苦しみという「間―人間的なもの」は、それに関わる人たちに倫理的な責任を課す。それは、契約の相互性としての責任よりも、倫理的な純粋な愛他主義よりも先に、〈私〉と〈他者〉が互いに存在し合うことによって、すでに責任関係が樹立していることを示している。その意味で、医師と患者との関係はもはや医学的な治療関係ではなくなる。患者が苦痛でうめき嘆き、誰かに訴えるとき、すでに、その声を聞き取ってしまった医療者は患者との間に倫理的関係を構築してしまっているのだ。

それ故、医師に限らず、医療従事者も、その声を聞いた家族もまた、患者の苦しみが「間―人間的なもの」であることによって、患者の苦痛に対して、〈人間としての倫理的責任〉を負わなければならない。

❖方法としての苦痛の緩和

レヴィナスが語ったように、もはや患者が感じている耐え難い苦しみや苦痛は、患者と医師との間に成立する責任をめぐる倫理的な関係の中で語られるべき問題である。しかし、現在行われている疼痛緩和は、未だ医療者の都合のためにだけ考えられている。いくら患者の〈スピリチュアルケア〉といっても、痛みを感じている当の患者の人間としての「痛み」を、「受苦の受動性」から発せられる「うめき声」として聞くことがなければ、患者の苦しみを引き受けることはできない。そして何よりも、患者の苦痛の体験の世界では、医師や学者がカテゴリーを分けるようには、苦痛が分類されているわけではない。患者たちにとっては、医師や看護婦の仕事の分担や、宗教家や倫理学者の分析などどうでもよいことだ。

患者にとって問題なのは、「絶望」の中で生きなければならないということであり、自分で死ぬこともままならないというやるせなさ、自分ではどうにもならない「受苦の受動性」そのものなのだ。それでも、患者は生きているかぎり〈生きる目的〉や〈生きてきた意味〉を考える。自分の〈死〉がたんなる「犬死」ではなく、それなりに意味のあるものであり、価値あるものであるということを確認しなければならない。その作業が、生きているかぎり残されている。

少なくとも、私がもし死ななければならない病気に罹っているならば、〈自分の生きてきた意味〉

を問う作業を残された時間のなかで行うだろう。残された時間がどれほど短くとも、私たちの中にある「形而上学的な欲望」は消えることがないからである。

ある患者の話として聞いたことがあるが、その人はとにかく色々よく喋《しゃべ》る。ある時、看護婦が、なぜそんなに人をつかまえてはよく喋るのかと聞いたところ、一人でいると明けても暮れてもこれからのこと、今までのことを考えてしまい、寝られなくなるし落ち着かない、そして不安で仕方がないと語ったという。この患者にかぎらず、病気になると誰でも、今まで日常生活のなかではことさらに考えなかった「形而上学的な問い」(生きることや死ぬことの意味、これまでの経験の意味、死後の世界のことなど)に悩ませられる。

窪寺によれば、〈スピリチュアルケア〉とは、これらの問いに対して「援助を与えて残された人生に意味と価値を見いだし、一瞬一瞬に人生の目的を見つけて、患者が自分の人生に満足し、納得し、受け入れていくように援助すること」にある。したがって、〈スピリチュアルケア〉とは、患者が残された人生の意味を取り戻すための作業を援助しケアすることに焦点が当てられている。がんなどの〈病〉におかされた患者が、〈死〉のイメージにつきまとわれることによって失ってしまった、〈生きること・死ぬことの意味〉を取り戻すために、そして、再び〈意味のある世界〉のなかに戻ってこられるようにケアすること、それが〈スピリチュアルケア〉の本質なのだと思う。

❖〈スピリチュアルケア〉は誰が行うか？

それゆえ、〈スピリチュアルケア〉を本来的な意味で実践できるのは、もはや科学主義的な医療従事者ではない。〈魂〉の問題にまで、科学者気取りの医師や、忙しすぎる看護婦が関わり合う必要があるのだろうか？　例えば、〈スピリチュアルケア〉に注意を促している窪寺自身は神学部の先生である。医師が治療の専門家であり、看護婦・看護士が看護の専門家であり、心理的な部分の〈心〉の専門家として、臨床心理士などがいるだろう。また、介護や福祉について、薬学について、それぞれの部門で専門家がいる。それと同じように、心理的な問題に解消されない（果たして、〈心〉と魂がどの程度切り離せるか疑問がないわけではないが）「スピリット（魂）」の問題にも専門家がいるはずだ。

しかも「スピリット」の専門家を特定の宗教に限定する必要もない。〈スピリチュアリティ〉の考察に関して、窪寺はキリスト教的神学を基礎にしているが、私たち日本人は必ずしもキリスト教を「お手本」にする必要もない。

佐藤雅彦は仏教の側から〈スピリチュアルペイン〉を考え、重要な指摘をしている。[24]　彼は、〈いたみ〉について、自分の心や身体に感じられる苦しみを指すときは「痛み」であり、家族を亡くした人たちに「ご愁傷《しゅうしょう》様」と挨拶《あいさつ》をするときの、喪失による心の傷については「傷み」を使い、死による悲しみについて「悼み」を使うと言う。そして、「『いたみ』という和語には、人間としての、生きるものの苦しみすべてが表現されてきたのだ。人間を全体としてみる時、身体も心も切り離すことの不可能な一つのものであることを仏教を基盤とする文化のなかでは考えてきた」と語っている。佐藤は、仏教の立場から、スピリチュアルな苦痛を考えるキリスト教思想に対する距離もきちんと測る必要を説く。哲学や倫理学が西洋形而上学に引きずられている側面を多く持つとき、佐藤の言葉は私たち西洋中心の倫理学研究者にとっても重要な問題を投げかけている。

それゆえ、私たちにとって日々の生活の中で本当に必要なのは、信仰の如何《いかん》に関わらず、共感能力を持った、〈いたんでいる人〉の苦痛の叫び声を聞き取り、〈いたみ〉を分かち合える人なのだろう。それは、医師でも看護婦でも心理士でも宗教家でも、とにかく社会的地位や役割は何でもよい。とにかく、苦しみの中から〈人間の尊厳〉を回復したいと願う人たちの声を聞く〈人についての専門家〉が必要なのだ。そして、〈人についての専門家〉は、本来、その人が〈人〉であるならば誰でもよい。医療現場のケアというと、必ず医師や看護婦を含めたコメディカルといわれる医療関係者が携わらなければならない傾向がある。しかし、不幸にも患者になってしまうのは、市井で生きているごくふつうの人たちである。彼ら・彼女らの〈形而上学的な悩み〉は、医師やコメディカルの人たちしかケアできないのではない。誰でもできることであるし、そして、誰でもがそれに携わらなければならないことなのだ。医師や看護婦もまた、医師や看護婦であるまえに、〈人〉であることをもっと自覚すべきなのだろう。

だからこそ、私たちは日々を共に生きるものとして、少なくとも、誰かが病気に罹ったときに、その人の〈スピリチュアルな苦しみ〉をケアできるようになっておくべきなのだと思う。そのためにも、私たちは、〈人の専門家〉として、「ケアの倫理」を含む「ケアの人間学」が必要なのだと思う。

第5節　高齢者のケア

❖自分の問題としての介護問題

私は、自分が老いていくことをあまり真剣に考えたことはない。手塚和彰が「そもそも介護について、誰が考え、誰が責任を持ち、誰が介護を行い、誰が負担をすべきなのであろうか」と問うときでも、私は介護や老人福祉について具体的に自分のこととして考えてこなかった。私に限らず、私よりも若い世代の人たちもまた、この問題を自分の生活から遠ざけているのではないだろうか。また、私よりも年齢の上の人たちも、高齢者介護については国や政府の問題であり、自分たちが積極的に関わる問題ではないと思ってこなかったか。

日本の高齢者介護の不備をあげつらい、お役人や政治を責めるのは簡単だが、それによって問題が解決されるわけではない。政府や行政を責める際に、私たちが居心地が悪いと感じるとすれば、生活の中で「高齢者問題」を自覚化してこなかった「ツケ」を払わなければならなくなっていることに気づいているからだと思う。「『介護』の問題は、どのような家庭であってもやってくる。つまり、経済的に豊かであるか、家族構成員がどうかなどと無関係に自ら先ず解決しなければならないものとしてある日突然に、誰しもが直面し、あるいは直面する可能性が大きい」という手塚の言葉は、私たちが「高齢者問題」を「見て見ぬふり」をしてきた態度を鋭くついている。私たちは自分が老いていくこと、誰かの世話にならなければ生きられないことを、往々にして忘れている（というよりも、自分は年をとらないと思ってしまうのかもしれない）。

たとえ忘れていなくても、《ほんとうに一人で生きられなくなったら、ポックリ死んでしまいたい。自分で自分の面倒を見られなくなったら、たとえ家族であっても、なるべくなら誰の世話にもなりたくない。面倒なことはさっさと片づけて、「あの世」にいってしまいたい》などと考えてしまう。まして配偶者を亡くした後で、一人で老後を生きていくのは高齢者にとって相当辛いことだ。また、そうなったら、一人で老いていくことを望まない人もいるに違いない。

それでも、メディアや書籍などで「高齢化社会の到来」が叫ばれ、私たちは日常生活においても高齢化について考えなくてはならない状況に追い込まれている。さらに悪いことに、〈老い〉をネガティヴ（消極的・否定的）に考えてしまっている場合も多い。例えば、金子勇によれば、一九九五年の国勢調査から、六歳以上の世帯人員の推計数は一億千二百四万三千人であり、これに対して「要介護者数」［＝介護を必要とする人の数］は百十一万二千人である。したがって、社会全体の「要介護率」は〇・九九％にすぎない。(25) それにも関わらず、総務庁「高齢者の生活と意識に関する調査」（一九九六年）によれば、「寝たきりや老人性痴呆になり、介護が必要になると心配する」人たちが六六・

三%もいる。つまり、私たちは自分が寝たきりになったり、老人性痴呆になって、他者の手を煩《わずら》わせることを心配している。

それでも、私たちは〈老い〉に対して悲観的になる必要はない。〈老い〉が誰にでも訪れるとしたら、私たちは〈老い〉については平等なのだ。手塚の指摘が正鵠《せいこく》を射ているのは、〈老い〉がこれほど平等なものがないほど〈平等〉に誰にでも到来するということをきちんと問題化しているからである。形式的平等性としての〈高齢化=老い〉は、それが平等であることによって、誰もが必ず背負わなければならない現実である。それは逃れられない宿命のようなものだ。したがって、私たちはどのような手段を使っても、〈高齢化=老い〉から逃れることはできない。

逃れられない〈高齢化=老い〉が私たちに忌避の感情をもたらすのは、私たちが老いては一人ではなかなか生きることが難しいと思っているからだ。確かに、七割近い人たちが心配しているように、「寝たきり」や「老人性痴呆」になってしまったら、誰かの介護・世話(ケア)がなければ、私たちは排泄さえできなくなるかもしれない。誰かが援助し介助してくれなければ、布団から起きあがることも、ベッドの上で座ることも、食事をとることすらできなくなるだろう。高齢者になれば男性であろうと女性であろうと、介護され世話されなければ生きていけないこともある。これが〈高齢化=老いの平等性〉である。

しかし、〈老い〉が平等であるにも関わらず、介護したり世話をする介護労働は、これまでほとんど女性の手によってなされてきた。〈高齢化=老い〉が平等であるだけに、私たちの日常生活における「高齢者介護の不平等性」が介護労働の〈政治性＝性差別〉を照らし出す。介護労働をほとんど〈女性の仕事〉として規定し、男性がほとんどその担い手になっていないという現実をきちんと認識しておく必要がある。そのためには、私たちが現在置かれている状況の中で、実際に、誰が介護を行っているのか知るべきなのだ。

❖介護は女性の仕事か？

『平成十一年度版高齢社会白書』（「人口動態社会経済面調査」平成七年度・厚生省）によれば、六十五歳以上の高齢者を介護する人は「世帯員」六六・八％、「世帯員以外の親族」五・五％、「病院・診療所の職員」一六・四％であった。このうち、「世帯員」と「世帯員以外の親族」の内訳としては、割合の高い順から「妻」三一・六％、「長男の妻」二七・六％、「長女」一五・五％、「夫」五・〇％、「長女以外の娘」四・五％、「長男」四・四％、「長男以外の息子」〇・三％となっている。

数字に端的に表れているように、介護者のほとんどは「女性」である。家族の介護は、「妻」・「長男の妻（つまり、嫁）」・「長女」によって担われている。こうしたことから、《介護は女性の仕事》という社会的通念が生まれてくる。というよりも、私たちの社会構造が女性を「介護の担い手」としてしか存在させていないといった方が適切だろう。

それでは、どうして女性が介護労働を引き受けなければならないのか？　その理由とは、単純に社会構造だけの問題なのだろうか？　春日キスヨは、介護を女性の仕事として押しつけてくるのには、

「要介護高齢者のおかれた社会的位置」と「成人の身体性にもとづく介護労働の特殊性」という二つの理由があると言う[26]。

まず第一に、要介護高齢者の社会的位置は、「身体障害者」と同程度、あるいはそれ以下でしかないということがある。私たちの日常生活では、互いに互いが支え合って、相互的な関係性が維持されている。そこでは「互酬性（reciprocity）の原理」が貫徹されている。しかし、社会的な位置づけの中で、「病人」や「障害者」は誰かの世話や介護をつねに必要とする弱い立場であり、与えられるばかりで何もお返しすることのできない「依存状態」にある。それ故、依存状態にあることに対して「負い目」の意識を持ち、結果的に、援助する人や介護する人の「勢力下におかれる」ことになる。それは社会的地位の失墜を意味する。

ただそれでも、「病人」は病気が治ればいずれ社会に復帰し、これまでと同様の社会生活を営むことも可能となり、社会的地位も回復する。それに対して、「障害者」は治る見込みもなく、その地位のまま一生過ごさなければならない。畢竟《ひっきょう》、他者に対する依存度も高まり、「病人」よりもさらに下位の地位に甘んじなければならない。また、社会的地位という上下関係だけでなく、横の関係軸においても「障害者」は排除の対象になりやすい。「病気というのでもないが健康でもない」、「死んでいるわけではないが十二分に生きているわけでもない」、「社会の外にあるというわけでもないが完全に内にあるともいえない」という「障害者」の社会的地位の不明確さが、他の社会構成員の「嫌悪感」をうみ、排除を引き出すのである。

以上のことから推測されるのは、要介護高齢者は「障害者」の立場に近いということだ。春日によれば、要介護高齢者は、〈老い〉ということにおいて、価値の高い〈生〉よりも忌避される価値の低い〈死〉に近いうえに、障害をもつ場合が多く依存性も高い。それ故、高齢のうえに「障害者」というスティグマ（蔑視《べっし》感にもとづく烙印）を担っていると考えられ、二重三重の「嫌悪感」を引き出しやすい。それ故、要介護高齢者は社会のなかで蔑視の対象になりやすく、排除の可能性が高まることになる。

要介護高齢者が社会のなかで地位的に低い立場にあることによって、介護者として女性が男性よりも適任であるという結果になる。なぜなら、男性優位社会においては、女性は男性よりも社会的に低い地位にあるから、要介護高齢者にしてみれば、高い地位にある男性に介護されるよりも、より低い地位にある女性に介護された方が依存しているという心理的な負担が少ない。したがって、介護労働は男性よりも女性の方がより適任であるという、結論になる。

❖介護労働における成人の身体性の問題

高齢者介護に「女性」を割り当てる傾向の、もう一つの理由として「成人の身体性」という問題がある。介護労働は育児労働と共通点が多い。だから、介護労働の苦労が育児労働の苦労と重なる部分が多く、その点で、女性に介護負担を強《し》いる原因になりやすい。春日は、共通点として①労働と休息の区分が明確でない二十四時間の継続労働、②機械化がまったく不能なため、たえず生理的欲求や心理的反応をキャッチし続け、神経の休まる暇がないこと、③言語的コミュニケーションをはじめとする人間的コミュニケーションがほとんど役に立たず、新しいコミュニケーションの開発に苦労しなければならないこと、④行動を予測しにくいため、気を休める暇がないこと、の四点を挙げている。

しかし、介護労働と育児労働とは根本的に異なる労働であることは言うまでもない。それ故、これらの共通点と共に差異も存在する。介護労働が私たちに過重な負担をかけるのも、まさにこの育児労働と異なった点にあることに注意しなければならない。春日が指摘する相違点としては、①介護労働は、育児では現象しない「羞恥心」「当惑」「不浄感」「性的おぞましさ」などさまざまな否定的感情を生じさせ、それが要介護者と介護者との相互関係を規定すること、②「世話される（世話する）」身体が性別によって異なった社会的意味づけを与えられることによって、要介護者の性別による負担感の大小を生じさせること、である。

私たちは、赤ん坊がお襁褓《むつ》をして、その中で排泄することをそれほど「不浄」だとは思わない。排泄物から赤ん坊の健康状態を見たりもする。その意味で、赤ん坊の排泄物に抵抗感を抱く介護者（両親）はそれほど多くはない。それに比べて、私たちが「寝たきり」や「老人性痴呆」になりたくないというのは、他人に自分の「下（排泄）の世話」をしてもらわなければならないことに極度の抵抗を感じるからだ。成人になってから自分で排泄の処理ができないということは、私たちに相当の屈辱感を与える。

おそらく、高齢になり介護が必要になったとき、自分が誰かに「下の世話」をしてもらわなければならないことを認めることは辛いことだろう。それでも、「下の世話」を含めて介護されなければならないならば、せめて負担感が少ない人に介護されることを望むだろう。そのとき、私たちは男性の介護よりも女性の介護を望むのではないだろうか。ここには、無意識的に性別による差異が存在している。

春日によれば、介護やケアを受ける際に、男性が男性の介護を受けることには抵抗はない。それでも、男性が女性の介護を受けることがもっとも頻度が高い。ところが、女性が女性の介護を受けることは許されるが、女性が男性の介護を受けることは許されない。春日は、ここには「身体接触の性別規範」が存在していると言う。つまり、性別によって異なる「身体性の観念」がある。彼女は、家族社会学者である山田昌弘の研究に触れ、「身体性の観念」について、①男性は自分の身体を道具とみなし、女性は自分の身体を人格と不可分のものとみなす男女の身体感覚の違い、②性的場面で男性は「見る性」「触る性」、女性は「見られる性」「触られる性」といった男性「能動性」、女性「受動性」という規則があること、③男性には身体接触のような体験が価値づけられており、(ケアを与える対象にすら) 性的対象として意味付与できる範囲が広いという、性的ポテンシャルの性的差異を挙げている。

これらの点から、春日は「身体性の観念」の基礎には「男性優位をシンボリックに示す男根崇拝(=女性性器の蔑視)的性器観」があると言う。男性性器は女性性器に比べて優位にあることで、身体接触の可能性の高い介護(排泄処理や入浴介助など)の際にも、女性が男性を介護することは抵抗がない。しかし、この逆の場合、男性が女性を介護することは性器間の優位関係から見ても抵抗が相当にあるということである。女性もまた男性によって介護されることをなかなか許容できないのは、「男根崇拝（＝女性性器の蔑視）的性器観」を内面化しているからかもしれない。

しかし、私たちの性器観は必然的で確証的な根拠に基づいているわけではなく、私たちの社会的通念と迷信によって支えられているにすぎない。男性が女性に介護される必然性もなければ、女性があらゆる場面で介護労働を強いられる必要もないことは明白である。だからと言うわけでもないが、最近の特別養護老人ホームなどでは、排泄処理や入浴介助には原則的には同性による介護が徹底されているところもある。ある特別養護老人ホームの副苑長は「おじいちゃんだって、奥さんでもない若い女の子にオムツ替えられたら、恥ずかしいんです[27]」と語っている。

もちろん、副苑長は、「奥さん」ならば「おじいちゃん［＝夫］」のお襁褓《むつ》を替えることは許されると言っているのだが、彼の言葉を、私は男性でも女性に介護されることを必ずしも望んでいるのではないという意味でとりたい。「おじいちゃん」は「奥さん」でも「若い女の子」でも、とにかく女性にお襁褓を取り替えてもらいたいと積極的に思っているわけではない、と私は思いたい。

当たり前で恐縮してしまうが、男性であれ女性であれ、介護する人が介護される人のことをきちんと考え、要介護者の具体的なニーズに答えられるように、介護する人が配慮することが重要である。そこには、単純な性的な身体性の問題に還元されない、〈人間の相互性＝互酬性〉がある。確かに、それは理想主義的な考えなのかも知れない。しかし、現実を変える力があるとすれば、理念をとりあえず掲げることにこそあるだろう。そうしなければ何事も変わらないと思う。

フェミニズムや社会学的分析の重要性を認めるのは吝《やぶさ》かではないが、介護労働の現実現象の分析とその批判だけでは、〈人間の尊厳〉を視野に入れたよりよい介護やケアを生み出すことはない。どうしても哲学的・倫理学的な考察と、より広い人間学的な思考のもとで、〈人間の尊厳〉と人間のあるべき〈支え合い〉の理念を信じることが必要だろう。その理念にしたがって、具体的で現実的な人間のあり方と、その〈スピリチュアリティ〉を基礎にして介護やケアを考えるべきだと思う。

それ故、具体的に重要なのは、〈誰が誰を介護しケアするべきなのか〉ということを原理的に考えると同時に、新しい価値観をつくり出していくことだろう。そのためにも、原理的な意味で「ケアの倫理」が必要になるだろう。私たちは、生きていくかぎり、自分たちの〈老い〉を引き受けざるをえない。ということは、高齢者とは、現在において高齢者ではない私たちにとって、〈近い将来の私たち〉の姿である。それ故、高齢者介護における〈人間の相互性＝互酬性〉というのは、まだ高齢になっていない若年者や壮年者が、現在の高齢者の人たちと介護的に関わることで、いずれ自分も老いるときに、より若い人たちから介護されるということでお返しを受けるという互酬性である。加藤尚武が言うように、(28) ここには「バトンタッチ型の世代交代」に基づく〈通時的相互性＝互酬性〉がある。

❖介護の悩み

介護労働が過酷な労働であり、育児労働に比べても、様々なストレスを生じさせている。『平成十一年版厚生白書』において、「介護者の悩み」の中で最も高い割合を示したのは、「ストレスや精神的負担が大きかった」の五二・七％である。そして、割合の高い順番に列挙すれば、「十分睡眠がとれなかった」四五・七％、「家を留守にできなかった」四一・八％、「自分の時間が持てなかった」四〇・三％、「食事や排せつ、入浴などの世話の負担が大きかった」三七・三％、などと続いている。約半数近くの家族内介護者が高齢者を介護しながら、ストレスや精神的負担を感じ、自分の時間を思うようにとれず、睡眠もままならないという日々を過ごしている。

精神的ストレス、肉体的疲労、睡眠不足、欲求不満などが積もり積もれば、健康で体力も気力も充実している人であれ、イライラし、他人に当たり散らしたくなる。まして、相手が要介護高齢者であり、コミュニケーションもままならず、身体的にも精神的にも弱者であるとき、私たちの不満のはけ口はどこに向けられればよいのだろう。ただでさえ「嫁・妻・娘」という家族内の力関係の弱い立場から、仕方なく引き受けざるをえなかった介護労働なのに、その労働そのものが相当なストレスを生み出し、彼女たちを追いつめていくとき、私たちは、彼女たちの介護の現実をどれだけ想像することができたのだろう。その現場にほとんど立ち会っていた同居している「夫・息子」は、何をどのように理解してきたのだろうか？

❖高齢者虐待の真実

彼女たちの介護労働の鬱憤《うっぷん》とやり場のないストレスのはけ口が、彼女たちよりも弱い立場にあり、意識的・無意識的に差別され排除されている要介護高齢者に向けられることは、ある種の必然的な結果なのかも知れない。岡本祐三によれば、(29)被害者が受けた虐待行為は、食事をさせない・お襁褓を換えないなどの「介護放棄、拒否」が五七％、殴る・閉じ込めて縛《しば》るなどの「身体的虐待」が三九％(性的虐待を含めると四一％)、暴言・無視・脅迫など「心理的虐待」が三二％、年金を渡さないなど「経済的虐待」が一五％である。

加害者側の状況としては、「同居の嫁」二八％、「同居の息子」一八％、「配偶者」一五％、「同居の娘」一〇％であり、「とくに嫁に耐えきれない介護負担がのしかかっているのを反映」と岡本はコメントしている。「同居の嫁の場合は介護放棄、怠慢が多く、半数を占める」こと、「息子や娘、配偶者は直接的な暴力が多い」。「嫁」が自分の両親でもない他人を介護することに嫌気がさしても、肉体的な暴力を避け、陰湿な「いじめ」に走るのと対照的に、自分の配偶者や親に暴力を振るうという虐待の現実は、「家族」が情愛と信頼という人間性によって結びついているなどというなまやさしい幻想を打ち砕く。

高齢者を介護するのではなく、虐待してしまう家族内の女性たちは、自分がおかれた家族内の関係性から逃げられなくなっている。介護を引き受けざるをえない立場に置かれ、なおかつ、介護そのものの精神的負担やストレスに苛《さいな》まれていくとき、女性の介護労働者は、人間性を損ね、〈他者〉(この場合、要介護高齢者)に対する〈ケアの観点〉を失っていく。しかも、他の家族からの援助があまり期待できないこと、あるいは、介護に対する先入観や無理解などによっても、彼女たちのストレスや負担が増幅されていく。もちろん、ストレスの発散のために、当の高齢者を虐待してもよいということにはならない。しかし、介護が平和で情愛に満ちているはずの「家庭」をめちゃくちゃにしてしまう危険性もはらんでいることに、私たちは敏感になる必要がある。

❖介護労働を支えること

どうして、高齢者虐待のような悲劇が増え続けるのだろうか？　それには、家庭介護では、介護する人たちを支えたり、ケアする人たちがなかなか確保されていないという理由もあると思う。もちろん、実際の介護を「妻」や「嫁」、「娘」に担わせ、自分たち家族の男性構成員は、家庭の「外」で働いていることで、高齢者だけでなく、「妻」や「嫁」や「娘」を「後方支援」していると思っているのかもしれない。確かに、そのような理由は成り立つだろう。家族そのものを経済的に支援し、扶養するということは、家族が生活するうえで欠くことのできない仕事だろう。

しかし、その一方で、介護の現場で自分の妻が自分の母親を虐待しているかも知れないということに気を配ることも必要になる。家族の中の男性構成員たちは、家庭外に仕事という「逃げ場」をつくり、家族を経済的に「支えている」という理由から、自分の妻に母親の介護をまかせることで、彼女たちを介護という「出口なし」の状況に追い込んでいるのかも知れない。その意味では、「息子」たちもまた、「母親」虐待の「片棒」をかついでいるといったら、言い過ぎだろうか？　各家庭内の事情があるだろうし、「夫」や「息子」が高齢者介護を引き受けることができない場合もあるだろう。

しかし、過重な負担を特定の家族構成員に押しつけることも、悲劇の温床になることに注意すべきだと思う。

それ故、女性だけに介護労働を担わせるのではなく、私たちは、家族の一員として、要介護高齢者の人たちの介護を考えていかなければならない。それは、家族という理由だけで、責任を持って高齢者を介護しなければならないということを意味しない。高齢者虐待がなくならないどころか、高齢者人口が増加するにつれて、虐待も増えていく傾向も懸念される現在では、家族による介護能力も限界にきていることを暗示している。介護を家族から切り離し、社会関係のなかで考えていく道を考える必要がある。

❖「ケアの倫理」から見た「介護」

介護が過酷な身体的・精神的労働であるならば、介護労働に従事している家族や介護者を誰かがケアし、支えなければならない。確かに、家族構成員による介護には、基本的に家族の「外部」からの「支え合い」が介入しづらいという点がある。しかし、介護が虐待を生む温床になりかねないとしたら、要介護高齢者にとってはあまりにも救いがない。介護を必要とする高齢者に対しては、家族だけが介護を負担するというのではなく、家族の介護能力に応じて、家族「外」の介護サービスを利用できるような介護支援システムを拡充していく必要がある。そのような観点から、基本的な〈ケアの視点〉を盛り込んだ〈支え合い（interdependence）〉と「ケアの倫理」から、何が可能か考えてみたい。

私たちは、〈他者〉が誰であれ〈ケアの視点〉を欠くことなく、〈他者への配慮〉を実践していくことが重要である。そのためには、高齢者に対しても、彼ら・彼女らの〈人間の尊厳〉をきちんと重視し、彼ら・彼女らのニーズに耳を傾け、対応していくことが最も基礎的な関わりだろうと思う。彼ら・彼女らとのコミュニケーションは、日常生活を不自由なく過ごしている健常者に比べて困難であろう。しかし、彼ら・彼女らもまた何らかのコミュニケーションをはかろうと考えているはずである。

村田久行は、特別養護老人ホームにおける「スピリチュアルケア」の重要性を説きながら、「お年寄りの実存状況は〈喪失と不安〉に要約される」と指摘している。[30] 村田によれば、特養ホームに入所してくる高齢者は、身体機能や記憶機能を失ったうえに、住み慣れた環境や親しい家族と離れることによる大きな不安と、先に控えている「死」への恐怖を持っている。高齢者の「主たる感情は、家族、社会から見放されたという遺棄、追放の感情」であり、「粗大ごみ」として扱われるような蔑視や軽視の眼差しに対しては、自己の尊厳を守るべく〈他者〉に対して頑なな態度をとる。

私たちは、家族の中の要介護高齢者だけでなく、特養ホームに入所せざるをえない（入所を希望している）高齢者に対しても、彼ら・彼女らの〈人間の尊厳〉に敬意を表する必要がある。私たちが人間であるかぎり、〈生〉が尽きる時まで〈人間としての尊厳〉を失ってはならないし、〈他者〉に関わるときも、〈その人の尊厳〉を失わせてはならない。高齢者もまた、生きているかぎり、成長する契機と能力を持っている。高齢者の〈よりよき生〉を実現させるために、私たちは高齢者の一人ひとりのニーズに応えられるように配慮（ケア）しなければならない。

こうした考えについての強力な援軍として、私たちは、〈福祉＝良くあること（well-being）〉について重要な指摘を行っているアマルティア・センの倫理学に触れておく必要があろう。

❖機能と潜在能力

センは、倫理学と厚生経済学の両面から、人間の〈福祉＝良くあること〉がたんに経済的な豊かさや効用・有用性に還元されるのではなく、「機能」や「潜在能力」という概念から見られるべきであると説いている。センの「機能」概念は、私たちが生活していくうえで必要な〈ある状態になったり、何かをすること〉を意味している。つまり、私たちは、生活していくうえで、「栄養状態が良好なこと、回避できる病気にかからないことや早死にしないことなど」の〈生の状態〉に関わる基本的なものから、私たちが自らの〈生〉にとって「非常に複雑で洗練されたもの（例えば、自尊心を持っていられることや社会生活に参加できることなど）[31]」に至るまで、様々な側面を持っている。

センによれば、「人の存在はこのような機能によって構成されており、人の福祉の評価はこれらの構成要素を評価する形をとるべき」なのである。「機能」が多種多様に存在することによって、私たちは〈生の質（QOL）〉を高めたり、洗練させたりすることができる。そして、「機能」の選択の幅が多ければ多いほど、私たちの生活に潤いが増し、生活の可能性が増大する。それに対して、障害や高齢などの何らかの理由で「機能」の幅が縮減されることによって、結果的に、私たちの生活が制限されてくる。

生活するうえで必要な個別的な諸々の「機能」の集合あるいは「機能の組み合わせ」を、センは「潜在能力」と呼んでいる。彼によれば、「潜在能力は、『さまざまなタイプの生活を送る』という個人の自由を反映した機能のベクトルの集合として表すことができる」。つまり、機能の選択肢の多さが、その人が「どのような生活を選択できるかという個人の『自由』を表している」のである。

しかし、彼も注意しているように、私たちは、〈福祉＝良くあること〉をすでに達成された機能に完全に依存していると考えてしまう。端的に言えば、その人が置かれた状況によって、その人の〈良くあること〉が決定されると考えてしまう。例えば、私たちが、高齢者に対して、高齢という〈状態〉に結びつけて、彼ら・彼女らの生活の幅を決めてしまうことなどが、それに当たる。《高齢なのだから、あまり行動範囲が広がらないだろう》、《高齢だから、あまり欲求がないだろう》というように。

それでは、本当に、私たちは高齢者の〈福祉＝良くあること〉が、高齢という〈状態〉において達成されていると考えることができるのだろうか？　高齢者は、彼ら・彼女らなりの生活の幅として、さまざまな「潜在能力＝諸機能の組み合わせ」を持っているのではないだろうか？

❖潜在能力の平等

高齢者が「生産的」であるといえるのは、彼ら・彼女らが自らの〈生〉を実現する「潜在能力」をまだまだ引き出すことができるからである。しかし、私たちが、「老いの神話」（ベティ・フリーダン）

に囚われていて、高齢者の「生産性」や「潜在能力」に対して十分な配慮を払わないということは、私たちが逆に、高齢者を不平等に扱っていることを意味する。なぜなら、私たちが生活していくうえで、自らの潜在能力を発揮できるような環境・状況にあるのに対して、私たちは高齢者が自分の潜在能力を発揮するための環境や状況を準備していないからである。

高齢者の潜在能力が発揮されるためには、環境や状況をそれなりに整備しなければならない。センは、「人間の平等」をあくまで「何の平等か?」という問いとして理解し、私たちに形式的に割り振られた平等の限界を指摘する。形式的平等主義の限界は、私たち人間の現実的な多様性（diversity）に起因する。センは次のようにいっている。

「『何の平等か』という問いの重要性は、現実の人間の多様性から生じているのであり、一つの変数を基準にして平等を求めることは、単に理論上だけでなく現実的にも他の変数における平等の要求と衝突することが多い。わたしたちは、外的な状況（例えば、資産の所有、社会的な背景、環境条件など）においてだけでなく、内的な特質（例えば、年齢やジェンダー、一般的な力量があるか、特別な才能があるか、病気にかかりやすいかどうか、など）においてもまた実に多様である。ある面で平等主義を主張することが、ほかの面での平等主義を拒否することになるのは、まさに、このような人間の多様性のためなのである」。

形式的な平等主義が結果的に不平等を生じさせるのも、「人間の多様性」のゆえである。したがって、私たちの生活において「平等」が達成されているといっても、いかなる点で平等が成立しているか考えていかなければ、知らないうちに「不平等」を認めてしまうことになりかねない。川本隆史も言うように、年齢やジェンダー（社会的性差）、個人の力量や能力によって様々な差がある私たち人間の間に、基本的な「平等」を確保することが、センの言う「潜在能力の平等」ということであろう。

そして、「潜在能力の平等」という観点から見る限り、高齢者を高齢であるという〈状態〉に結びつけて、一方的に福祉を考えることの弊《へい》は厳に慎《つつし》まなければならない。私たちの〈生〉は、加齢やジェンダーによって差別されてはならない。それ故、「ケアの倫理」もまた、「潜在能力」への配慮まで含めなければ、〈ケア〉本来の意味を失いかねないことに注意しなければならない。

（1）小松美彦『共鳴する死——脳死・臓器移植の深みへ』勁草書房、一九九六年
（2）Cf. Reich, Warren Th., (1996), “Care”, In *Encyclopedia of Bioethics*, Rev. Ed., CD-ROM version.
（3）Mayeroff, M., (1971), *On Caring*, Harper & Row, Publishers, Inc., New York.（メイヤロフ『ケアの本質——生きることの意味』、ゆみる出版、一九八七年）
（4）Cf. Reich, Warren Th., (1996), “History of the Notion of Care”, In *Encyclopedia of Bioethics*.
（5）Cf. Jecker, N.S., Reich, W. T., (1996), “Contemporary Ethics of Care”, In *Encyclopedia of Bioethics*.
（6）Guilligan, C., (1982), *In a Differnt Voice: Psychological Theory and Women's Development*, Harvard University Press.（キャロル・ギリガン『もう一つの声——男女の道徳観のちがいと女性のアイデンティティ』川島書店、一九八六

年）
（7）川本隆史『現代倫理学の冒険――社会理論のネットワーキングへ』創文社、一九九五年
（8）Kohlberg, L., (1980), *Stage and Sequence; The Cognitive-Developmental Approach to Socialization*, Houghton Mifflin Co.（ローレンス・コールバーグ『道徳性の形成』、新曜社、一九八七年）
（9）山岸明子「付論コールバーグ理論の新しい展開――主としてギリガンの批判をめぐって」、『道徳性の形成』所収、新曜社、一九八七年
（10）Cf. Jecker, Reich, (1995), "Contemporary Ethics of Care", In *Encyclopedia of Bioethics*.
（11）Cf. Jecker, Reich, (1995), "Contemporaty Ethics of Care", In *Encyclopedia of Bioethics*
（12）田代信維「阪神大震災・神戸大精神科を応援して――九大精神科の場合」、中井久夫編『１９９５年１月・神戸――「阪神大震災」下の精神科医たち』みすず書房、一九九五年
（13）小西聖子『犯罪被害者の心の傷』白水社、一九九六年
（14）Herman, Judith L., (1992), *Trauma and Recovery*, Basic Books, New York.（ジュディス・Ｌ・ハーマン『心的外傷と回復』みすず書房、一九九六年）
（15）高橋三郎・大野裕・染矢俊幸訳『ＤＳＭ-Ⅳ精神疾患の分類と診断の手引き』医学書院、一九九五年
（16）諸澤英道編著『トラウマから回復するために』講談社、一九九九年
（17）小西聖子『犯罪被害者遺族――トラウマとサポート』東京書籍、一九九八年
（18）スーザン・ソンタグ「隠喩としての病い」『隠喩としての病い／エイズとその隠喩』所収、みすず書房、一九九二年
（19）スーザン・ソンタグ「エイズとその隠喩」『隠喩としての病い／エイズとその隠喩』所収、みすず書房、一九九二年
（20）重兼芳子「臆病な小市民の終末観」、『ターミナルケア』三輪書店、一九九二年四月号
（21）ＷＨＯ編『がんの痛みからの解放とパリアティブ・ケア』金原出版、一九九三年
（22）窪寺俊之「スピリチュアルとＱＯＬ」、日本緩和医療学会編『緩和医療学』所収、三輪書店、一九九七年
（23）Lévinas. E., (1991), La souffrance inutile, In *Entre nous; Essais sur le penser-à-l'autre*, Grasset.（レヴィナス「無用の苦しみ」、『われわれのあいだで』所収、法政大学出版局、一九九三年）
（24）佐藤雅彦「スピリチュアル・ペインの受容をめぐって」、『日本生命倫理学会ニューズレター』所収、一九九九年一〇

月三〇日、一七号
(25) 金子勇『高齢社会とあなた——福祉資源をどうつくるか』ＮＨＫブックス、一九九八年
(26) 春日キスヨ「介護——愛の労働」、『岩波講座・現代社会学第一三巻・成熟と老いの社会学』岩波書店、一九九七年
(27) 野木裕子「施設は『家』に代われるか」、『別冊宝島三九五・あなたが選ぶ老人介護』所収、宝島社、一九九八年
(28) 加藤尚武『現代倫理学入門』講談社学術文庫、一九九七年
(29) 岡本祐三『高齢者医療と福祉』岩波新書、一九九六年
(30) 村田久行『改訂増補ケアの思想と対人援助——終末期医療と福祉の現場から』川島書店、一九九八年
(31) Sen, A., (1992) Inequality reexamined, Harvard University Press.（セン『不平等の再検討——潜在能力と自由』岩波書店、一九九九年）

第III章

支え合うことの倫理

❖「ささえあい」とは何か

私が、〈ケアの倫理〉について真剣に考えようと思った理由はいろいろある。その最も大きな理由の一つに、森岡正博が編集した『「ささえあい」の人間学――私たちすべてが「老人」＋「障害者」＋「末期患者」となる時代の社会原理の研究』(1)を手にしたことがある。「ささえあい」という言葉を題名に見つけたとき、《これだ！》と思った。

森岡たちが言うように、私たちが「老人」・「障害者」・「末期患者」になる可能性は高い。私たちはこの世で生きている限り、様々な関係性から超出することはできない。自分が生きて生活している〈空間性〉としての生活世界（環境世界）や、自分が生まれる前から存在し、その中で生きてきた〈時間性〉としての歴史的世界（世代）ということから逃れられない。私たちは、一人では生きられないし、自分が生きている空間・時間のなかから飛び出すことはできない。さらに、私たちは、時間の経過について〈からだ〉も衰えるし、記憶も曖昧《あいまい》になる。

肉体的にも精神的にも年をとることは避けられない。〈からだ〉が不自由になり、具体的で直接的に誰かの助けが必要になる。高齢化は、私たちの寿命が長くなればなるほど必然的に訪れる。そうした背景があるからこそ、〈ケアの倫理〉を通して〈支え合い〉を考える必要がある。森岡は、「ささえあい」ということを次のように説明している。

「一人だけ超然と立つ「自主独立」でもなく、あるいは常に他人にもたれかかってしまう「依存」でもなく、お互いが手を差し延べ合うことではじめて〈自己〉が確立するという「ささえあい」の発想[2]」。

森岡によれば、「自主独立（independence）」でも「依存（dependence）」でもない「ささえあい（interdependence）」とは、「お互いが手を差し延べ合う」ことによってはじめて「自己が確立する」関係性をいう。ここで気をつけなければならないのは、〈自己〉が確立する「以前に」、すでに、〈自己〉以外の〈他者〉が存在することが指摘されていることだ。〈自己〉よりも時間的に先に〈他者〉との関係性が存在することが、「ささえあい」の原理的な先行性を意味している。

現在、様々な領域で「自己決定権」という言葉が流行している。「自己決定」「自己責任」に基づく考えが強調されている。例えば、脳死・臓器移植に関するドナーカードの記載などは、その典型だろう。自己決定権には、自分は誰からも支配されず、誰の指示にも従わない「自主性」があることが前提されている。そして、森岡によれば、「自己決定権」や自律・自立の思想を背後で支えているのは「近代的個人」の考え方である。

自己決定権を主張するとき、私たちは「私は私である」という自己同一性（アイデンティティ）を根拠にしながら、〈私〉は誰にも依存していないということを表明する。こうしたアイデンティティを根拠にする近代的個人とは、〈他者〉との関係性を〈自己〉発生以前には想定せず、〈自己〉が確立した後に、〈他者〉との間に関係性を樹立しようとする。その結果、〈自主独立の私〉と〈自主独立のあなた〉の関係性に基づく（最低限の）「近代市民社会」が成立することになる。さらに、こうした関係性を基礎にして、民主的な近代国家がはじまる。

しかし、実際には、技術が進歩し、医療テクノロジーも高度なものになっていくとき、本来ならば死んでいた人たちも生かされることになる。完全に治療することができず、何らかの形で「障害者」となるしかない人たちもまた増えていく。その人たちは、〈自主独立の主体〉として「近代市民社会」を構成することが難しい。なぜなら、「障害者」の人たちは〈自主独立〉を旨とする近代的個人としてではなく、〈他者〉に依存することによってしか生活できない場合が多いからだ。

それ故、二十一世紀には、近代市民社会を支えるべき「自律的な近代的個人」の数よりも、老人や障害者などの「自律的な近代的個人」像とはかけ離れた人たちの数が増えていく可能性がある。そうなったとき、これまでの近代的個人をモデルにした近代市民社会の人間観が通用するのだろうか？森岡の危惧は、このような社会の発展の仕方に関わる予測に基づいている。

「私は思うのです。他からささえられてはじめて生活でき、自己決定できるような人間こそが、将来の高齢福祉社会を構成する基本的な人間なのではないか。そういう人間たちが、お互いにささえあうことで、社会は運営されてゆくのではないか。そして、そのような社会では、『他からささえられ、他をささえてゆく』ことこそが、『人間』の本質だとみなされてゆくのではないか」。

森岡の言うことは、ある面で正しいと思う。しかし、それと同時に、私は一つの疑問も持っている。

「他からささえられてはじめて生活でき、自己決定できるような人間」のする「自己決定」というのは、どのような「自己観」を基礎にしているのか、ということだ。〈他者との支え合いによる社会〉が、なれ合い的な依存関係に陥らないために、私たちは、やはり何らかの形で「自己＝〈この私〉」を確保したうえで、自律的な〈自己〉を持つ〈他者〉との関係性を確立する必要がある。そのとき、私たちの〈自己〉・〈他者〉の概念は、「自主独立」における「自己」・「他者」概念とどのような差異があるのだろうか。この点について、きちんと考えておかなければならない。

❖感情移入とその隘路《あいろ》

〈他者〉に支えられていてもなお、〈自律的自己〉であり続けられるためには、「近代的自己」の概念の偏狭さを捨てなければならない。というよりも、そもそも〈自己〉とは〈他者〉なしには成立しない概念ではなかったか？〈他者〉を考慮しない〈自己〉があるというのは、言葉の意味からいってもおかしい。「自」と「他」は同時発生的なものであって、〈自己〉だけが先に成立することなどありえない。なぜなら、〈自己〉だけであるならば、わざわざそれと対立するような〈他者〉が生ずるはずがないからである。

「自主独立」を原理とする近代的自己が、〈他者〉を想定しなければならないとすれば、〈自己〉を原理にしながら、〈自己〉と同じ感覚や意識を持つものとして〈他者〉を考えるしかない。私たちは、日常経験から、自分と同じような経験をした人は自分と同じような感情を持つと想定する。例えば、私もかつて殴られて痛かったのだから、あなたも殴られれば痛いだろうというように。ここには、心理学や精神医学の文脈でいう「感情移入（英empathy、独Einfühlung）」という現象が生じている。

精神医学において、「感情移入」とは、「他人の精神的なものもこの感情移入によって、つまり他人の心の中に自分を移し入れ、追体験することによって直接的に了解される」[3]ような、感情のあり方である。しかし、〈私〉が〈他者〉に「感情移入」をしたとしても、殴られた痛みの程度は人それぞれであるから、いくら「追体験することによって直接的に了解」できても、殴られた当人の〈その人の痛み〉は、〈私〉には分からない。

それでも実際には、私たちは、何らかの仕方で体験を共有することができるし、同情したり、感情移入をしたりすることができる。しかし、「感情移入」の程度がどんどん強くなると、《自分もこう考えたのだから、あいつだってそう考えるはずだ》とか、《私はあの子の気持ちがよくわかる。似たような経験があるから》とか、自分の感情と相手の感情がまるで同じであるかのように勝手に想像するようになる。

つまり、感情移入の結果、私たちには自分と他人との差異を忘却し、感情を共有しているように見える。そこでは、「自分」と「他人」の区別は原理的に消去されている。しかし、いくら〈他者〉だと思っていても、自分の思い通りになると思えるような「他人」は、本来的な意味での〈他者〉ではなく、〈自己〉のなかに取り込まれた「他者」でしかない。それは、レヴィナスが言うように、「他者の他者性（=他者が他者であることそのもの）」を失って、〈自己〉に同化させられた「他者」でしかない。

❖「自主独立」の隘路

感情の共有が可能であったとしても、近代的自己は「自主独立」を旨とするから、〈自己〉とそれ以外のものとの間には、原理的には橋を架けることはできないはずである。なぜなら、自分と異なる存在者をたとえ想定できたとしても、その存在者がどのような原理で成り立っているかについて〈私＝自己〉には確認する手だてがないからだ。〈私〉は〈私〉の外に出たことがないし、〈私〉以外の存在者が何を考えているかは原理的に推定するしかない。

しかし、〈私〉とそれ以外の存在者との間に橋が架けられないとすれば、私たちが相手とコミュニケーションをはかろうとしても、それが不可能であるということになる。まして、互いに共通言語を持っていなければ、意志疎通ができないばかりか、SF小説や映画にもあるように、相手がどのように自分に関わってくるか予測もできないために危険な場合もある。コミュニケーションが絶対的にとれない方向で〈他者〉を考えていくと、〈私〉は誰とも交信することができなくなってしまい、〈私〉は自分以外の人と意志疎通が不可能になってしまう。

そうなると、私が毎日電車のなかで出会っている人たちや、通りすがりの喫茶店でコーヒーを注文して応えてくれるウェイトレスや、家に帰って一緒に食事をとる家族もまた、私にとっては意志疎通ができない「他者＝異邦人」ということになる。

以上のように、「近代的自己」とは、本来的な〈他者〉を自分のなかに取り込んでしまって、自分と同じ考えを持っていると勝手に想像し、「感情移入」が可能な「他人」を想定しているか、自分では全く理解できない「異物＝異邦人」としてしか〈他者〉を考えられないか、のどちらかでしかない。

❖相対的他者としての〈隣人〉

しかし、実際にはどちらもありえない。私たちは、たとえ十分ではないにしても、一緒に暮らす家族と喜怒哀楽を共にしながら自分の意思を伝達している。ということは、近代的自己が「自主独立」として考えている「自己」とは、あくまで原理的なものでしかない。現象的には、何不自由なく他者とコミニュケーションをしているのだから。

ここでは、近代的自己が「他者＝異邦人」として想定している〈他者〉を、意思疎通不可能な「絶対的他者」と呼び、私たちが言葉を介して意思や意図を伝達している〈他者〉を「相対的他者」と呼ぼう。私たちは、「相対的他者」との間にコミュニケーション空間をつくりあげ、表情や言葉、態度や振る舞いを用いて互いの感情や意思を伝達している。私たちは、原理的に不可能なことも実際には行ってしまう。聖書の言葉ではないが、私たちには、「為すことを知らざればなり」（＝私たちは知らないけれど、そのようにする）ということがある。

近代的個人が陥ってしまった袋小路は、形式的で原理的な自己・他者関係と、実質的で現実的な〈私・あなた関係〉を混同してしまったことにも原因があるようだ。「感情移入」は、私たちの具体的で現実的な感情や情動の問題であり、自己・他者のコミュニケーション不全の問題は、原理的な問題である。両者を混同するかぎり、自己・他者関係はうまく考えられないのではないだろうか。そして、私たちが考えたい〈ささえあい〉という関係構造は、形式的・原理的なレベルと実質的・現実的なレベルをうまく繋《つな》ぐことのできる考えを提供してくれるのではないだろうか。

❖「共感の倫理学」の可能性

〈自己〉が「相対的他者」に対して独立して存在すると想定する「以前に」、「相対的他者」は〈自己〉と同時に存在している。〈自己〉の出生の歴史も含めるならば、〈自己〉が発生する「以前に」、「相対的他者」が常に既に存在している。例えば、私が生まれる前には、私を産んだ母や父がいる。〈自己〉と〈他者〉を抽象的に考えるならば、それぞれ別の存在という規定しか与えられない。しかし、倫理的な世界の話をするのに、歴史を捨象《しゃしょう》して抽象的で形式的な議論を繰り返しても意味がない。原理的な「他者の他者性」を確保したうえでなお、具体的な〈私〉と〈あなた〉との間に関係性をうち立てなければならないとしたら、どうすればよいのか？〈ささえあい〉という関係性にとって、おそらくこの点が一番重要なのだろうと思う。

しかも、〈ささえあい〉という考えを〈ケアの倫理〉につなげるという私たちの意図からいっても、ケアの原理としての〈ささえあい〉をどのように確保するかということも重要な問題だろう。そこで、〈ケアの倫理〉における「共感」という感情から〈ささえあい〉を理解するという方向を考えてみたい。そのために、私たちは〈共感の倫理学〉を発展させた人として哲学者シェーラーを採り上げてみたい。

シェーラーは、「共感（独 Sympathie, Mitgefühl）」に着目し、倫理学を構築しようとした。彼が狭い意味で「共感」と呼んでいる感情は、「共歓（独 Mitfreude）および共苦（独 Mitleid）とよばれる過程」であり、〈他者〉と共に歓んだり、〈他者〉と共に苦しんだりする経験を意味している。それは、「私たちにとって〈他者〉の様々な体験が直接的に《理解》されるようにみえ、しかも私たちがそれらの体験に《参与》（teilnehmen）するような過程[4]」である。

しかし、シェーラーの「共感」概念は、「感情移入」とは異なっている。「感情移入」をシェーラーの用語で表現すれば、「追感得（独 Nachfühlen）」に該当する。感得とは、他人の感情を追体験することで、他人の感情を「理解」することによって成立する感情である。そこでは、他人の感情や体験に「共感」する必要はなく、あくまで他人の感情を〈私〉が「理解して認識する」という次元に留まることができる。熊野純彦は、それを「傍観者的なかまえ」と呼んでいる[5]。追感得が共感と決定的に異なるのは、追感得が〈他者〉の体験に「参与」する必要がないということにある。

それに対して、「共感」は、〈他者〉の苦しみや歓《よろこ》びを共に苦しみ歓ぶということにその本質がある。その場合、シェーラーは、共感を「相互感得（独 Miteinanderfühlen）」や「感情伝播（独 Gefühls-ansteckung）」、「一体感（独 Einsfühlung）」と区別している。

❖共感と相互感得

相互感得とは、例えば、父親と母親が自分たちの愛する子どもの亡骸《なきがら》を前にして、お互いに同じ苦しみや同じ悲嘆の感情を感じている場合である。シェーラーによれば、「彼らはこの苦しみを、『同一の』価値態［価値を帯びた状態］のみならず、この価値態に対する同じ情緒的活動をも相互に感得し相互に体験しているという意味において、『互いに』感じあっている」。つまり、相互感得においては、父親と母親の悲嘆の感情は同じ悲嘆として一つの感情になっている。しかし、父親や母親が感じている悲嘆について、第三者が共感するという場合、その人に生じている悲嘆の共感とは、両親が感じているのと同じ一つの感情ではなく、あくまで〈あなたたち両親の苦しみ〉を〈私がともに苦しむ〉という意味で、ふたつの感情が渾然《こんぜん》一体にならず差異をもって存在しているような感情のあり方である。

土屋貴志は、共感が達成されるためには、相手の感情を「対象化」して自分自身の感情と区別することが必要であると言う。(6)そして、土屋は、シェーラーの「真の共感こそ純粋な本質的差異性を（これがまた人格の実存的現存在の差異性を示す根拠でもある）、あらかじめ前提している」という言葉を引いている。

〈私〉と〈あなた〉は本質的に異なった存在者である。したがって、私たちが互いに持つ感情もまた異なったものであり、たとえ共感においてであっても、私たちの間に同一の感情が成立しているわけではない。しかし、ある特定の状況のなかでは、〈私〉と〈あなた〉の間にある感情の垣根が取り払われて、互いの感情が浸透し合うような場合もある。それが次に論じる「感情伝播」と「一体感」である。

❖感情伝播と一体感

お祭りの熱気や飲み屋の雰囲気に染まると、私たちは〈その場の雰囲気に飲まれるという体験〉をすることがある。ある人の悲惨な状況についての感情が〈私〉に乗り移り、〈私〉もまたその人の境遇にその人と同じように同情し、涙を流したりする。そこには、その人の気持ちと同じ気持ちを持っている〈私〉がいるように見える。しかし、〈私〉が涙を流し、同情しているときの感情は、すでに〈私の感情〉であって、そのきっかけを与えたその人の感情とは別物であるはずだ。「共苦の伝播において、他人のよろこびや苦しみへの感情志向も、他人の体験へのなんらの思いやりも成り立たない」とシェーラーは言う。

悲惨な人の気持ちが〈私〉に伝播し、〈私〉がその感情を体験するとき、〈私〉が体験している感情はもはや〈その人の感情〉ではなく、〈悲しんでいる私の感情〉である。したがって、感情伝播においても、〈他者〉の歓びを「共に」歓び、〈他者〉の苦しみを「共に」苦しむという共感とは、異なった事態が生じている。

シェーラーによれば、「一体感」とは、感情伝播が高まり、「感情伝播のいわば一つの極限」を意味する。それは、「自己自身の自我と他者の個体的自我」とが一つになったように感じられ、「一体化(Einssetzung)」が成立している状態である。シェーラーは、「一体感は、ここにおいて、単に〈他者〉の画定された感情過程が無意識に自己自身のものとみなされるだけでなく、他我が(かれの一切の基本的な構えにおいて)ほかならぬ〈自己〉自身の自我と同一視されるかぎりにおいて、一つの極限の場合である」と言う。

つまり、一体感を感じるためには、〈他者〉が感じている感情を無意識的に自分の感情とするだけでなく、〈あなた〉と〈私〉とが同一視されていなければならない。シェーラーは、「人間は一体感に達するために、かれの身体および身体にとって重要な一切のものを越えて、『勇ましく』高揚しなければならない。また同時にかれの精神的個体性を『忘れ』、あるいはいわば『無視』せねばならない。すなわち、人間は、一体感に到達するために、おのれの精神的尊厳を自ら放棄し、おのれの衝動的『生命』の流れるままにまかせなければならない」と語っている。

土屋も、「『一体感』に埋没することは、人間を『人格』たらしめている『精神』を捨てることなしには不可能」だと言う。したがって、感情伝播においても一体感においても、〈私〉と〈あなた〉の「人格」や「精神」の差異は、感情が一つになってしまうことによって消去されてしまう。両者には、差異を持ったうえでの共感としての「共に感じる」という性質が脱落してしまうのだ。

❖「共感」から「連帯」へ

しかし、「共感」にとって最も大事なことは、「共に歓び、共に苦しむ」ということであり、特に「共に」ということなのだと思う。シェーラーは、共感としての「共苦」について、「共苦とはこの他人としての他人の苦しみを苦しむこと」だと言う。「この他人としての他人の苦しみを苦しむこと」、つまり、苦しみを分かち合いながらも、〈自己〉と〈他者〉が一体にならない状態を〈共感の本質〉

と考えればよい。苦しんでいる人に寄り添い、そこに一緒にいることで、共感は成り立つ。

それと同時に、〈私〉が〈あなた〉の苦しみや歓びを共に分かち合っているということを、〈私〉自身がきちんと把握しているということが、「共感」の重要な点である。なぜなら、感情伝播であれ一体感であれ、〈自己〉と〈他者〉の差異が消去されてしまい、〈私〉と〈あなた〉との間の差異性が確保されないときには、感情の担い手が〈私〉なのか〈あなた〉なのか明確ではなくなっているのだから。それに対して、〈私〉が〈あなた〉の近くに居合わせるということをきちんと把握した上でなお、〈あなた〉の歓びを「共に歓び」、〈あなた〉の苦しみを「共に苦しむ」ことができるということが「共感」である。

しかし、それではなぜ〈私〉と〈あなた〉が別人であり、別の存在者であるということができるのだろうか。「自己と他者とはどのように異なるか」、または「私とあなたはどうして異なるということが理解できるか」、という問題は、哲学的な難問である。ここでは、この問題に立ち入ることはしないで、私たちは、日々の生活のなかで、相手の気持ちを理解することができるし、その場の雰囲気に同一化することもできれば、互いの考えを共有し合うこともできるということで、一応満足しておこう。そして、感情伝播の事実は、明らかにどこにでも存在する。

また、熊野が説明するように、一体感についても、「講義にききいり、演説にききほれているばあい、じぶんが耳にしているものが他人の思想であり、みずからがひたっているものがその場の空気であるという帰属の意識は、すでに消失し、あるいはいまだ出現していない」。感情伝播も一体感も、私たちが日ごろ体験している経験であり、それほど不思議な現象ではない。それにも関わらず、私たちは〈自己〉と〈他者〉との垣根を越えて、相手の気持ちになるということを〈自然に〉(無意識的に)できる能力を身につけていることをもう一度思い直してみることが必要なのだと思う。

「共感」を際立たせるために、感情伝播と一体感とを「共感」から切り離したけれど、シェーラー自身もいうように、この三者を区別することは実際には困難である。しかも、熊野は、相互感得のなかにも「連帯性」の契機を読み込むことで、相互感得を積極的に評価しようとする。熊野は次のように言っている。

> 「シェーラーは、死児をまえにした父母の悲痛の共有を例として「共互的感得」(独 Miteinanderfühlen)[＝相互感得]の一つのかたちについてかたっている(独 Sympathie, S.23)。そこでかたられているものは、たがいにたがいの悲しむ魂となり疲弊してゆく神経となる、かよいあいひびきあうふたつの秘奥《ひおう》人格のすがたであるとかんがえてよい。そうした共感のありかたをいわば世界総体へと拡大してゆく回路が今日さがしもとめられなければならないとおもわれる。現代の支配と収奪のシステムのなかで人びとは『遠く分断されてお互いが見えにくくなっているが、そのつながりは緊密になる一方』であり(松井やより)、死児をまえにした悲痛が世界の半分をおおいつくしているとすれば、目に見えぬ『地の民』との連帯性こそがいま問われているはずである」。

秘奥人格（独 intimate Person）とは、私たちの人格の奥底に横たわる人格の根元である。私たちは社会生活を営むうえで、様々な社会的な役割を担っている。親に対する子どもという役割、母親という役割、会社の上司としての役割、地域の住民としての役割などなど。私たちは、それらの社会的な役割を担う「社会的人格」をもって日々の生活を送っている。しかし、社会的人格を越えたところで、〈私〉の〈私性〉やあなたの〈あなた性〉を形づくるものとして「秘奥《ひおう》人格」がある。〈私〉の「秘奥人格」は〈私〉を成り立たせ、〈あなた〉の「秘奥人格」は、〈私〉が〈あなた〉に対して感じる共感の限界を設定し、〈私〉と〈あなた〉とを厳しく峻別《しゅんべつ》する差異性の基礎でもある。

シェーラーによれば、「秘奥人格」という限界は「自発的愛」によって突破されうる。私たちが互いのことを知れば知るほど、その人のことを愛すれば愛するほど、その相手は〈私〉にとってかけがえのない代替不可能な存在に変化していく。そこでは、「秘奥人格」の互いの互いに対する関係性が成立しているということができる。

子どもの亡骸《なきがら》を前にした父母の悲しみは、魂の悲しみとして、それを見守る私たちの魂に触れ合う。そこでは、共苦という「共感」が〈私〉たちを包み、そこに一つの「連帯」が生まれる。感情で結びつくという意味で、その連帯は理性的で社会的な連帯ではないかもしれない。しかし、まがりなりにも〈共感という原理〉に基づく、新しい関係性の確立であるとすれば、それは私たちの一つの結びつきをつくっている。

熊野は、「秘奥人格」の間に成立する「共感」を、「世界総体」や「地の民」へと拡大していく方向を模索する。彼によれば、シェーラーのいう「連帯性の原理」は今や「《私は汝《なんじ》のために存在し》かつ《汝は私のために存在する》」ものとして理解される（誤解のないように言い添えれば、熊野はシェーラーの我・汝関係は神との関係をモチーフにしていることをきちんと言明している）。

熊野の指摘を受けて、私がシェーラーの共感論に共鳴するのは、あくまで「相対的他者」との間に結ばれる（結ばれなければならない）連帯性の原理を「共感」という感情に見出そうとすることにおいてである。私のような日本的な意味における無神論者にとって、神や仏との関係よりも、今現在を共に生きている隣人・同朋・家族や、おそらくこれから先も出会うこともないかもしれない無数の未《いま》だ見ぬ仲間たちとの連帯性を確保することが倫理の目的だと思う。そのために、〈共感という感情に基づく原理〉をつくりあげていく必要がある。

「ケア」や「ささえあい」が「共感」という感情と切っても切れない関係にあるということは、私たちの感情が基本的に〈他者〉との関係性をすでに織り込まれたものであるということを証明している。そして、その意味で、私は熊野の言葉に強く惹《ひ》かれるのである。

第1節　ケア意識の発達

❖最近の学生のモラルについて

ときおり、乗り合わせた電車の中で、傍若無人《ぼうじゃくぶじん》に振る舞う子どもを見かけることがある。近くに親もいるのだろうが、親はもちろんのこと、まわりの人の誰も注意をしない。子どもの近くに座っている人や立って吊革につかまっている人も、気にしているのかいないのかわからないけれど、とにかく子どものしたいようにさせておく。かくいう私もご多分に漏れず、沈黙を守りながら自分の降りる駅まで放っておく。

どうせ注意しても、若い母親がしゃしゃり出てきて、「おじちゃんに怒られるから、やめなさい」などといって、子どもを注意した私の立場をなくしてしまうだろう。または、自分の子どもに注意などするなと言わんばかりに、ムッとした態度で私を睨《にら》みつけるかもしれない。自分の子どもに注意するなどというのは、神をも恐れぬ所業だというように。そして、望みは薄いかもしれないけれど、子どもを注意した私に向かって、「どうもすいません。ご迷惑をおかけしました」と言って、自分の子どもを叱る母親もいるかもしれない。ただ、親が注意しないのだから、最後の期待はそもそも裏切られている。

結局、注意した自分には分《ぶ》が悪そうなので、情けないことに私は何も言わない（言えない）。私のように気の弱い人がたくさんいても困るが、親も自分の子どものことを注意をしないとすれば、無礼で失礼な子どもに、誰がいつ社会のルールを教えるのだろう。そして、子どもたちは幾つになったら社会のルールを内面化し、まわりの人たちの迷惑を考えるようになるのだろう。

もしかしたら、そのまま大人になっていくのではないか。私はそう思わないでもない。というのも、最近の学生を見ていると、ほとんど絶望的な気持ちになることがあるからだ。最近の傾向として、学生たちは大学の構内のどこにでも平気で座る。「猫の額」ほどの狭いキャンパス内の芝生は当然のこととして、学生や教職員が歩いている廊下や階段、食堂前のちょっとした空間などなど、とにかくどこでも座っている。人が通るときにも、その場を退こうとはしない。通っていく人が学生たちをよけていく。

そして、座っていた学生たちは講義の始まりと共に教室に入ってきて、これまた平気で講義室の椅子に座る。学生のズボンやスカートのお尻は汚くないのだろうか？　みんなが同じことをしているから、気にならないのだろうか。また、たばこの投げ捨ても多い。コンビニエンス・ストアで買った弁当の空き箱をそのまま放置したりする学生もいる。ゴミが風で舞ってしまい、キャンパスを汚していく。年々、学生のモラルが低下していくように思うのは、私だけなのだろうか。

そう思っていたとき、私のかつての先生で今となっては元同僚の田嶋陽子先生が、ある番組で私の大学のことを話していた。先生がたばこを投げ捨てた学生に注意したところ、その学生はお掃除のおじさんやおばさんに仕事をつくってやったんだと答えたという。案の定、田嶋先生は激昂したらしいが、これは彼女でなくとも怒らない方がおかしい。

私には、一部の学生の態度に〈他者に対する配慮〉を感じられない。もちろん、〈他者に対する配慮〉の欠如は、学生にかぎった話ではない。大人たちも平気でたばこを捨てていくし、大学の教員でも歩きたばこをして、そのまま道路に投げ捨てる人もいる。ダイオキシンや環境ホルモンも問題だが、環境問題はそれだけではない。大学や公共施設のアメニティの観点から見ると、私には、学生や大人たちの、環境に対するモラルの低さのほうが重要にすら思えることがある。自分の身のまわりのことにも注意の行き届かない人が、どうして地球規模の環境問題に真剣になれるのだろうか?

しかし、所詮、不快に思ったり不潔だと思ったりするのは私の価値観だ。したがって、他の人にこの価値観を押しつけるわけには行かない。ただ、不快に思っている人は私以外にもいるはずだと信じるしかない。

❖道徳性の発達心理学

しかし、学生たちの多くは、きちんとしたモラルをまもり、公共物を汚したりはしない。注意すれば、それなりに申し訳なさそうな顔をして、ゴミを捨てたりたばこを消したりする。それでは、これら多くの学生たちは、どこで共同生活や社会生活のモラルを身につけてきたのだろうか。そして、どうして同じことができない学生がいるのだろう。それは、家庭の躾《しつけ》の問題なのか学校教育の問題なのか、それとも社会全体の問題なのか。

自分以外の〈他者〉が存在し、私たちとどのような関係があるかということ、それ故《ゆえ》、両者の間には、おのずとルールが必要になるということを、私たちはいつから気づくのだろうか？　ルールを遵守するなかで、私たちは、いつから自分以外の人のことを気にかけ、心配し、配慮するようになったのだろうか？　自分の欲求だけを押し通すことができないだけでなく、もっと積極的に〈他者〉と関わりを持とうと思いはじめたのは、いつのことだろうか？

私たちは、子どものときから知らないうちに（本当は、少しは自覚しながら）、社会で生きていくルールを身につけていく。《たぶん、こんなことをすると怒られるだろうな》とか、《こうすれば、誰かがほめてくれるだろう》というように、子ども心に親や大人たちの顔色をうかがいながら、自分の行動を決めていくようなこともあっただろう。もちろん、他人のことを気づかったり、他人の言動を気にしたりするようになるには、そこそこ成長しなければならない。しかも、配慮としての〈ケア〉という観点を身につけるためには、自分以外の〈他者〉のことを単純に気にするだけでなく、〈他者〉のことを気遣い、〈他者〉を支え、援助していくという関係をつくりあげていく必要がある。

人間の発達の仕方には個人差もあるだろう。それでも、「ケア」に関わる「道徳性（morality）」を自分の中に取り込むのは、一般的にいつ頃なのか？　こうした問いについて、調査・研究するのが道徳意識の発達心理学だろう。そして、キャロル・ギリガンは、この道の専門家だったのである。

❖日本における「道徳性の発達」

山岸明子は、ギリガンの「ケアの倫理」について、「具体的、現実的な他者、世界にコミットし世界とのかかわりの中でその事実、文脈に依存して道徳判断を行う」と述べ、ギリガンが「文脈的（コンテクスト）相対主義」を取っていることを指摘した。ギリガンの「ケアの倫理」の発達は、〈自己〉と〈他者〉の関係性に定位し、そこから倫理を構築するが故に、そのつどの個別的な状況や文脈（コンテクスト）に依存する方向で発達する。つまり、子どもたちが成長するにしたがって、様々な状況を理解し、いろいろな事柄を判断の素材にするために、そこで下される道徳的判断もまた状況やコンテクストに依存する結果になる。

それ故、道徳性の発達もまた、コールバーグが最終段階として設定した「道徳的な原理」へと向かう抽象的な方向をとるのではなく、「現実的な道徳的状況とそれがもつ心理的意味をコンテクストに応じて相対的に知覚することにもとずく[7]」ことになる。そうであるならば、ギリガンは、文化に依存した特殊的・個別的で、実質的な道徳判断が為されることも許容するはずである。道徳性や倫理の文化相対性をギリガンの「ケアの倫理」は引き受ける可能性がある。このことは、私たちの〈ケアの倫理〉にとって重要な示唆《しさ》を含んでいる。

学生たちが、どのように「道徳性」を発達させてきたかは分からないが、それでも若者の「道徳性」とギリガンの「ケアの倫理」を重ね合わせることで、何かが言えるだろう。この点について参考になるのが、山岸が日本で行った、コールバーグの理論と方法についての調査である。彼女によれば、コールバーグの発達段階モデルは日本でも当てはまる。

彼女の調査で興味深いのは、日本人が「対人関係への志向が非常に多いという特徴」があるということだ。コールバーグ・モデルの「段階3」(いわゆる「よい子志向」)がどの年齢でも最も多く、他の段階でも対人的な価値が関与している場合が多い。これは、ギリガンの女性の道徳性(ケアの倫理)と共通点が多いことを意味している。また特筆すべきなのは、山岸の調査の結果、日本においては、「ケアの倫理」とも考えられる道徳性は、確かに女性に多いが、女性だけでなく男性にも十分見られるということだ。

ここから、山岸は、「日本人の自己や世界のとらえ方は西欧の女性のとらえ方に近いことが予想され」、ギリガンの男性・女性の道徳性を、「男性原理」・「女性原理」に基づく道徳性と重ね合わせ、「西洋」・「東洋」に対応すると述べている。しかし、山岸本人の調査データから、短絡的に「男性」・「女性」の道徳性を「男性原理」や「女性原理」と結びつけることはできないし、また、そこからさらに西洋・東洋という二元論へと繋げていくのは、あまりに不用意だろう。そもそも、何をもって「男性原理」・「女性原理」と言っているのか曖昧であり、まして「西洋」・「東洋」という枠組みも、文化的な類型にしては大雑把である。

山岸の勇み足はあるとはいえ、彼女の調査は一考に値する。山岸でなくても、こうした実証的な調査データをみると、私たち日本人の倫理観は普遍的で抽象的な道徳原理を志向する傾向性が薄く、文脈依存的で他者への配慮への志向が高いのではないかという気になってくる。ここでは、これ以上触れられないが、私たちが二十一世紀の倫理を考えていくとき、私たちは西欧中心主義的な「自主独立的」な近代的自己に基づく倫理観に必ずしも縛られなくてもよいように思われる。私たち日本文化やアジア文化に根ざした倫理性・道徳性を確保することも大切であることに気づく。

山岸の調査は、日本という特定の地域においてではあるが、男性にも十分に「ケアと責任の倫理」への発達が可能であることを示している。それ故、「ケアの倫理」は、女性特有の道徳性でなく、男性の道徳性としても可能であることが理解されよう。その意味で、フェミニストが「ジェンダー本質主義」としてギリガンを批判する矛先を多少とも鈍らせることもできる。そして、私たちが道徳的に発達するためには、男性中心の「正義の倫理」と女性中心の「ケアと責任の倫理」をうまく統合し、「結婚」させることが必要であることも理解されるだろう。

それでもやはり気がかりなのは、学生たちが、二つの倫理を両方とも発達させていない「子ども」の段階にいるのではないかということである。

❖「ケアの倫理」から〈ケアの人間学〉へ

ギリガン・モデルは、「ケアの倫理」を構築する方向でコールバーグ・モデルを批判した。しかし、ギリガンは、あくまで「女性の道徳性」の持っている価値を道徳意識の発達基準に導入することが主たる目的であったために、「正義の倫理」と「ケアの倫理」を共に含む視点を示唆するに留まっている。それ故、私たちは、ギリガンの発達段階モデルを、たんなる発達段階としてではなく、より広い倫理的な基準として構築し直す必要がある。女性特有の「ケアと責任の倫理」から、女性に限らず誰もが持つべき「道徳性」として、もっと普遍的な倫理へ、さらには〈ケアの人間学〉へとギリガン・モデルを応用できないだろうか？

私たちは、ギリガンが「配慮〔＝ケア〕と責任は自己と他者の両者に向けられ、傷つけないことが道徳的選択の普遍的なガイドとなる」という考えを拡大解釈し、そこから、普遍的な道徳性として、「人間の傷つきやすさ＝脆弱性《ぜいじゃくせい》（vulnerability）へのケア」という考えを取り出したい。相互影響関係にある〈私〉と〈あなた＝他者〉においては、〈私〉が〈他者〉を傷つけてはならないということは、〈私〉も〈他者〉によって傷つけられてはならないことを意味する。そして、私たちが人間関係をつくりあげ、〈他者〉と共生・共存していくためには、〈他者〉も「傷つきやすきもの」であることに注意を向けなければならない。〈他者〉の「傷つきやすさ」は、自分自身もまた「傷つきやすきもの」であることによって裏打ちされている。

ただ、私がこのように言うと、〈私〉と〈あなた〉が共に「傷つきやすき存在者」であることをすでに前提し、そこから両者のあいだに〈ケア〉という観点を導入しているように思われる可能性がある。もちろん、日常生活の中では、私たちは〈自己〉と〈他者〉をあらかじめ別個の人間として措定《そてい》し、両者の関係は「自主独立的」な個人同士の関係であることが前提になっている。そして、加藤尚武も言うように、〈私〉と〈あなた〉という近代的な自律的個人が、自由主義的倫理としての「他者危害の原則」(=他人に危害を加えなければ何をしてもよい)を守り、互いに危害を及ぼし合わないことを、近代市民社会の道徳性として確保している。

しかし、加藤によれば、自由主義の原則としての「他者危害の原則」は、個人が社会における「アトム(原子)」であるかのような人間観によって支えられている。これは、森岡が指摘した「自主独立の個人」としての「近代的個人」と同じ人間観であると言ってよい。加藤によれば、「他者危害の原則は、厳密には存在しないアトム・モデルに依存している。だから、他者危害の原則に従って自由を認められる行為は、厳密に言えばありえない」。それ故、「私と他者は、共同の中立的な空間の中のアトムではない」のだから、「環境という関係規定は、私に無関係な他者の存在を認めない」ことになる。このように、加藤は、環境が〈私〉と〈あなた〉という存在者の相互関係を規定していると言う。

それに加えて、私は、〈私〉と〈あなた〉との関係性とは、〈私〉という〈自己〉と〈あなた〉という〈他者〉との間にある〈存在論的な関係性〉によって規定されていると思う。つまり、〈自己〉があくまで〈他者〉との関係性によって成立することで、すでに〈自己〉の概念の中に〈他者〉への関係性と〈ケアの意識〉が包摂《ほうせつ》されていると思う。それ故、〈私〉が自分のことを気遣い、ケアするとき、〈自己〉に先行するかたちで〈他者〉への関係性が〈私〉を支えているといえるのではないだろうか。

〈私〉と〈あなた〉とは、ふたりの自律的な個人がはじめに存在し、後から両者の間に何らかの関係がとり結ばれるというよりも、〈私〉が〈あなた〉を意識する以前にすでに、〈あなた〉に対する〈私〉が存在し、〈私〉に対する〈あなた〉が存在するという関係が成立しているといったほうが適切だと思う。〈私〉と〈あなた〉という関係が成立した瞬間に、〈私〉と〈あなた〉は互いに対する「ケアと責任の倫理」を引き受けていかなければならないのではないか。

そして、〈自己〉と〈他者〉は互いに「傷つきやすい」が故に、両者は、単独では自主独立的（independent）に存在しえない。だからこそ、〈私〉たちは、どうしても「支え合う（interdependent）」必要がある。ジョアン・C・トロントは、「傷つきやすさ」について、それが単に高齢者だけでなく、あらゆる人にとっての問題だと論じている。(8) この意味で、「ケアの倫理」は、人間の「傷つきやすさ」に着目することで構築されるべき倫理であると言えよう。そしてまた、「ケアの倫理」は、〈生〉を際《きわ》立たせるための倫理であり、私たち人間の「傷つきやすさ」に配慮し、人間のあり方を〈ケア〉によって基礎づける〈ケアの人間学〉に含まれるのではないだろうか。

第2節 ケアする人を支えるために

❖「苦労は人生の花」

私は、大学院生のころ予備校の非常勤講師をしていたことがある。当時も今も、大学院生が予備校講師をしていることは珍しくない。日々の生活費を稼ぐ手段として、予備校がいちばん手っ取り早く、それなりのお金も手に入れることができた。大学に残って教員になろうとしたとき、予備校の経験は人に何かを教えるという訓練にもなる。しかし、予備校は査定が厳しいから、下手をするとすぐにお払い箱になる。大学の教員はそれに比べてほとんど査定もなく、自分の講義が巧《うま》くてもまずくても給料に関わることはない場合が多い（だから、相変わらず、手抜きの講義が大学で横行している）。大学ではじめて講義を持ったとき、「なんて楽な商売だろう」と思ったものだ。

私が予備校の授業に関する質問を受けていて実感したのは、予備校の所定の授業だけではいろいろな意味で、予備校生たちのニーズをまかないきれないということだった。予備校側と相談して、課外で「受験にまつわるよろず相談」を引き受けることになった。すると、予備校生たちが様々な問題を抱えていることが見えてきた。受験の問題はもちろんのこと、恋愛やこれからの進路、そして自分自身の生き方、自分の家庭の事情や進学を含めた金銭の問題など、質問の内容は多岐にわたる。

私は、彼ら・彼女らの相談に何とか応えようとした。しかし今から考えても、相談にのれたと思っていないし、若造の教員が偉そうに語っても、どこまで彼ら・彼女らに届いていたか分からない。とにかく、受験に専念できるように、〈心〉の悩みをうまく回避できればそれでいいと考えていた。

そうこうしているうちに、自分がどんどん疲れていくことに気づいた。自分の立場も大学院生で非常勤教員という不安定なものであったし、自分自身の将来の計画もまったくの白紙状態だった。もちろん、教員として大学に就職する機会もほとんどなかった。本当は、他人の心配どころか、自分の心配をしなければならないはずなのに、毎日のように予備校生たちの相談にのっていた。だから、自分の部屋に帰るとぐったりしてして、翌日の講義の予習をするのが精いっぱいだった。

そんな毎日が続くと、徐々に自分が追いつめられていくような気がしてくる。実際に、自分がしなければならない仕事がきちんとできなくなっていくように思えてくる。自分が本当にしたいのはこんなことではなくて、もっとゆっくり自分の研究に没頭して、論文を書き、大学に就職していくことなのだと思った。しかし、予備校を辞めてしまったら、明日からの生活はどうなるのだろうという不安な気持ちも同時に持っていた。そして、そんな気持ちで相談にのっている自分の言葉が白々しく、自分で自分が「嘘つき」のように見えてきた。私自身は誰にも相談できず、日々の生活を何とかこなしていくのがやっとだった。それでも、まわりの友人たちには相変わらず、「どうせ就職などないから、好きに生きるよ」と強がりを言っていた。

それでも、だんだん感情が希薄になっていくように思えてきた。すべてがどうでもよくなり、自分の一言で予備校生たちが傷つくことを考える余裕もなくなっていた。日々の予備校の仕事を「おきまりの仕事」として消化することで、かろうじて自分を保っていたのだった。

しかし、あることをきっかけにして、私はもうだめだと思った（未だに、「あること」については語ることができない。ある意味で、私はその「あること」から抜けだしていないのだろう）。このままでは、生きていけないとすら思った。私のささやかな知識で考えても、うつ状態に陥っていることは明らかだった。あるとき、私は当時いちばん信頼していた陶芸の師匠に会いに行った。高校生のころから陶器や磁器に興味があり、ふとしたきっかけでその陶芸の師匠のところに通うことになった。たびたび師匠のお宅に出入りをして、陶芸のこと、民芸のことなどお話していただいていた。

しかし、何でも相談していたはずの師匠にも自分の本当に深刻な状況を語ることができず、たんに大学院を退学しなければならないこと、この先の不安定なことをとりとめもなく話したあと、唐突に「弟子にしてください」と私はお願いした。彼は、にこにこ笑いながら「いいよ」と返事をし、自分の内弟子の部屋が空いているからそこに住めばいい、華道・茶道・書道など一連の習い事を教え、五年で一人前にしてあげようと言ってくださった。私は信じられない気持ちだった。私も、習い事はいろいろ経験したし、哲学や倫理学の勉強もしてきたけれど、嘘でも「五年で一人前にしてあげよう」などと言ってもらったことはない。私には、その師匠の言葉に騙《だま》されてもいいから、弟子になろうと思った。そのように私が思うほど、彼の言葉は確信に満ちていた。

それから、彼はお茶を一杯勧めて、私の話とは全く関係ない話をし、また来なさいとだけ言われ、私は彼の家を辞去した。ところが、私は、彼の弟子になる前に大学の職が見つかってしまい、九州の大学に移らなければならなくなった。やっとの思いで九州から手紙を書いて、当時自分がどのくらい辛い立場にいたかを告白した。それからしばらくして、師匠から一通の葉書が届いた。そこには、身内の不幸があり新年の挨拶《あいさつ》を遠慮する旨の印刷文と、筆で「苦労は人生の花」と書かれていた。

❖燃え尽き（バーンアウト）症候群とは何か

私が実際に体験したことが、「燃え尽き症候群」に入るのかどうかはわからない。私の経験は、バーンアウトなどというのには、まだまだ甘いのかもしれない。しかし、私にとっては、師匠に支えられたことで、自分の苦境からちょっとだけ救われたと思ったのだった。私には、師匠が必要だったし、師匠がいることが何よりも救いだった。

バーンアウトによってうつ状態になることはよく知られている。バーンアウトとは、「仕事上のストレスが積み重なり、持続していた緊張の糸がぷっつりと切れてしまったような状態に陥ることを指してなづけられた[9]」ものである。浦光博は、バーンアウトが「とくにヒューマン・サービスに従事する人々の間に顕著にみられる現象」と言う。「ヒューマン・サービスとは、たとえばソーシャル・ワーカー、心理療法士、カウンセラー、看護婦、保健婦、教師といった人間を対象としてその健康や安寧《あんねい》、幸福、成長を促進することを目的とする職業のこと」である。

また、バーンアウトが「極度の身体疲労と感情の枯渇を主とする症候群」を意味しており、職業上のストレスが蓄積し、それが原因となり、身体的な健康、豊かな感情、誇り、思いやりなどの「職業の性格からするともっとも強く要求されているはずの資質を失ってしまうような状態」に陥ることもある。宗像恒次は、燃え尽き（バーンアウト）状態を「人に援助する過程で、自らの理想をもって熱心に取り組んだが、自分の努力は報われず、不満足な充足感のない状態に長期にわたってさらされることで、その結果、無力感をもち、自己嫌悪に陥り、最終的には仕事への意欲をすっかり失って、文字どおり燃えつきた心身の状態(10)」と定義している。

燃え尽き状態に陥った人たちは、消化性潰瘍、甲状腺機能亢進、抑うつ症、神経症、パーソナリティ障害、アルコール・薬物依存、離婚、自殺、非行などにはしる傾向がある。私の場合には、教育熱心で予備校生たちに未来を託し、希望を求めて努力したという気持ちはなかったから、私が陥った抑うつ状態というのは、自分の仕事に対する絶望からのものではなかったかもしれない。その意味では、私は、バーンアウトになっていなかったのだろう。しかし、あらゆる面で似た症状を持っていたことも否定できない。

いずれにせよ、私にとって、自分の経験から誰かに「支えてもらうこと」の必要性と、〈自分を支えてくれる人を、自分がどのようにして支え返してあげられるか〉という問題がリアリティをもってきたのだった。端的に言えば、〈支える人を支える〉ということの大切さに気づいたのだ。それでは、実際に、「支える人」はどのように〈他者〉から支えられているのか、あるいは支えられていないのかについて具体的に見ていこう。

❖医療者のバーンアウトの実際

宗像によれば、医師の自殺率は、欧米などでは一般の自殺率よりも高い。医師の中でも、とくに精神科医、麻酔科医に自殺者が多い。宗像は、精神科医に自殺率が高いのは精神症状を持った患者に日々接していることが原因であり、麻酔医は患者に感謝される割合が低いうえに緊張の続く手術を支えたり、終末期の疼痛コントロールなど責任の重い仕事を任されるからだと推測している。

〈ケアの倫理〉から見たとき、ケアの原点としての緩和ケアやホスピスケアにおいては、患者のケアが中心に考えられており、そこでケアに従事している人たち自身のケアを見逃してしまうことがある。終末期のケアでは、つねに死にゆく患者と、その患者の家族のケアに視線が集中し、ケアする人たち(看護師、宗教家、心理療法士など)のケアについては、あまり目が向けられていないように思われる。確かに、看護学会や保健学会などに属する専門の人たちの間では、自分たち自身の身体的・心理的なケアの問題というのは焦眉《しょうび》の課題であろうが、一般の人たちにとっては、あまりその点には触れられていないように思われる。

だから、赤林朗の次の言葉は、私たちのケアについての考え方の見えなかった裏側をついているように思う。少し長いが、医療者の〈本音〉について触れられているので引用しよう。

「例えばソンダースは、『時間を惜しまずに共にいる』ことを強調しています。『実際に自分の時間を割いて傍らにいるという信頼感、安心感がコミュニケーションを可能にするのです』と。それでは、医療従事者が時間を惜しまず患者の傍にいれば事は解決するのでしょうか。答えは『NO』です。援助する職業における『バーンアウト（燃えつき）』ということを考えれば明らかでしょう。治療者が献身的に熱意をもって自分の時間を割いて末期の患者さんの傍にいたとしましょう。正規の時間には自分の大変な勤務があり、それに加えて時間外に末期の患者さんに接していたりすると、自分の趣味の時間はなくなり、あるいは自分の家族との対話の時間もなくなり、そして、肉体的にも疲れてくる。さらには、自分がいくら熱意を込めても患者さんは一向に受容［＝死の受容］に至ってくれるどころか話もしてくれない。このような状況下では、治療者はバーンアウトして、うつ状態になってしまうのです。ここで明らかなことは、社会的熱意に裏づけられていたとしても、治療者の自己犠牲の下に成り立つ『ささえ』は持続しないということです。即ち、この理想的心得はひとまず肯定するとしても、それを実現しようとすれば、現場の医療従事者にのみ自己犠牲を強いる恐れがあるのです[11]」。

おそらく、赤林の言うことの半分は正しい。なぜ半分しか正しくないのかといえば、彼は、現場の医療従事者（治療者）が「社会的熱意に裏づけられた自己犠牲」によって末期の患者を「ささえ」ていると考えているからだ。しかし、私は赤林の考え方に二つの疑問を持つ。まず一つは、本当に、現場の医療従事者が末期の患者に、「バーンアウト」するまでつき合うことが、どのくらいの頻度であるのかという疑問であり、もう一つは、たとえ「バーンアウト」の可能性がある場合があっても、「社会的熱意」による「自己犠牲」だけで、医療従事者が患者のケアをしているのだろうか、という疑問である。

私は、赤林のように医師でもなく看護師でもないから、本当の意味（「本当の意味」というのが、実際にどのような意味なのかは問題だろうが）で、実際の現場を知らない。しかし、私が患者として体験したり、患者の身内として体験したり、さらに私が知りえた範囲だけでも、「バーンアウト」まで至るのではないかと心配するほど、患者のことを考えてくれる医師や看護師のことをあまり知らないし、聞いたこともない。私たちが日常的にお世話になっている近所の医師や、近くの小・中規模の病院のどこに、自己犠牲を払ってまで患者と「共に」病気に立ち向かってくれる医師や看護師がいるのかと訝《いぶか》しく思うこともないわけではない。

医療・看護系の学会に出席してみても、ほとんどの医師や看護師が、患者の権利や医療の倫理に関する議題よりも、治療に関わる技術的な問題を扱う発表や議題に集まる。また、ある学会では、日本の医学・看護学の分野では高名で人徳もある医師が、「患者は無知ですから」と言ったのにはびっくりした（誤解のないように付け加えれば、彼は、医学的な知識に関して、「患者さんが無知である」といったのだった。しかし、たとえそうであったとしても、不用意に患者のことを「無知」であると言い切ったので、私は思わず質問に立とうとした）。私の偏狭な視点から見ると、彼ら・彼女らは、あくまで自分の勤務時間内でだけ患者のことを考えているのではないかとさえ思えてくる。

より厳しく言えば、患者本位の医療と言うよりも、医師や看護師にとって都合のよい範囲内でのみ、患者のことを気遣い、考える医療しか為されていない。医師が臨終《りんじゅう》の場面で心臓マッサージをこれ見よがしに行うのも、あくまで《こんなに必死に最後まで患者さんを治療しました》という印象を家族に植え付けるための「ポーズ」に過ぎないことは、あちらこちらで指摘されている。患者の家族や遺族まで含めたケアということが、学会のテーマになるほどには、現場の医療従事者は患者やその家族のことを、これまで配慮してこなかったのではないかと思う。

二つ目の疑問については、実際に、赤林がいうように、「自己犠牲」でのみ患者さんのベッドサイドでケアをし続けたとしたら、バーンアウトは必然的に生ずるだろう。しかし、ギリガンにおける「ケアの倫理」から見たとき、自己犠牲的倫理観はまだ道徳的に未熟なレベルに留まっていると言わねばならない。したがって、自己犠牲や献身のみでケアに携われば、自ずとバーンアウトの確率は増すことになる。

しかも、私たちは自己犠牲を美化する傾向にある。「献身」や「身を粉にして働く」姿勢を称揚する雰囲気がある。ボランティアなども積極的に評価するような風潮もある。それでは、ほんとうに自己犠牲や献身は、ケアの姿勢として評価すべきなのだろうか？　私はそうは思わない。私には基本的に〈ボランティア精神〉が欠落しているから、そのように考えるのかも知れないが、自己犠牲的なケアは、ケア本来の姿ではないと思う。ケアとは、あくまで独立した個人が人間の〈傷つきやすさ〉を互いに支え合うことで関わる関わり方である。したがって、一方通行的な献身や自己犠牲は、ケアとしての関わりとしては不十分であるだけでなく、間違っているとすら言うべきである。そして、ケアを実践するとき忘れてはならないのは、私たちは〈他者〉をケアすると同時に、〈自己〉をもケアするということである。それ故、自己犠牲は〈自己へのケア〉を欠いている以上、もはやケアとは言えない。

ケアという実践的行為は、〈他者へのケア〉と〈自己へのケア〉という両方の方向性を持ったケアが成立して初めて成り立つ。ケアというと、〈他者へのケア〉ばかりに焦点が集まるが、実際には、〈他者〉をケアできるためには、十分に〈自己へのケア〉がなされていなければならない。それ故、自己犠牲的に〈他者〉に関わることは、〈自己〉をケアすることを蔑《ないがし》ろにし、結果的に、〈自己〉による〈自己のケア〉を損なうことになる。そうなれば、私たちはバーンアウトに陥る危険性が益々高まるだろうということは予測がつく。だから、私たちは、自らのバーンアウトを避けるために、〈自己へのケア〉をきちんと方法論化しておく必要がある。

❖自己への配慮

フランスの現代思想家ミッシェル・フーコーは、彼自身がエイズで亡くなる前に、『自己への配慮』という本を書いた。基本的な内容は、古代ギリシャ・ローマ時代の倫理学の歴史的解明なのだが、それに関連して興味深い洞察を行っている。彼が亡くなるほんの少し前に行われたインタヴューで、この著書に触れて、フーコーは「自由の実践としての自己へのケアの倫理[12]」を語っている。インタヴューの中で「倫理とは、自己の探究もしくは自己へのケアの成果なのか」と問われた後、フーコーは次のように答えている。

「自己へのケアは、ギリシャ・ローマ世界において、個人の自由が——そして市民の自由が、ある程度までは——それ自体倫理的であると考えられる仕方でした。（中略）他方、われわれの社会では、歴史のある時点から始まって——それがいつ起きたかをいうのは難しいことですが——自己へのケアは、いささか疑わしい何かとなったのです。自己をケアすることは、ある時点で、他人に示すべきケアや必要な自己犠牲と対立する、一種の自己愛、一種のエゴイズム、個人的利害関心であると、すすんで告発されたのです。すべてはキリスト教の時代に起こりました。しかし私は、それを全部キリスト教のせいにしたいのではありません。状況は、もっともっと複雑です」。

私たちは、キリスト教的博愛主義を知っている。しかし、フーコーが指摘するように、気をつけなければならないのは、キリスト教的自己犠牲が〈自己へのケア〉として理解されるということである。「状況はもっともっと複雑」なのだ。フーコーが言うように、キリスト教的倫理観が成立する以前のギリシャ時代においては、自己犠牲と対立する「自己へのケア」の倫理が存在していたのだから。

しかもその一方で、キリスト教的自己犠牲ないし博愛が、私たち日本人になかなか馴染みにくいということもある。私のような罰当たり者は、とうていキリスト教的博愛精神など身につくことはない。

しかし、だからといって、私のような人間でも、ケアを自らの倫理の主題にすることはできる。そして、私たちは、キリスト教的博愛を私たちの「ケアの倫理」のお手本にする必要はない。フーコーは、ギリシャ人にとって「正しく振る舞い、正しく適切に自由に実践するためには、自己を知り――例の「汝自身を知れ（希 gnothi seauton）」というやつです――、かつ自己を改善し、自己を乗り越え、あえて自己を深みに投げ込むような態度を習得すべく、自己をケアすることが必要」だったと言う。それ故、古代ギリシャにとっての倫理とは「自由の思慮深い実践として『汝自身をケアせよ』という基本的な命法」によって成立している。

しかも、フーコーによれば、私たちが「自己へのケア」を実践できるということは、それ自体で、私たちが「自由」であるということを意味している。フーコーは「自己へのケアに先立って他者へのケアをすることは、許されません。自己へのケアは、自己への関係性が存在論的に先行するかぎりにおいて、道徳的に先行するものなのです」と語っている。確かに、私たちは、〈他者へのケア〉が先にあって初めて、〈自己へのケア〉を行うことができると思いがちである。

しかし、私たちは、〈自己〉と〈他者〉が同時発生的であること、そして〈自己〉がすでに〈他者〉との〈ケアという関係性〉において成立していることについて述べた。そこでの力点は、あくまで〈他者へのケア〉を中心におくことであった。それでは、フーコーの「自己へのケア」と私たちの〈ケアの倫理〉とはどのようにして絡《から》み合うのだろうか？

ちなみに、「自分自身のことを考えることが他の人びとのことを考えることであるという、そのことが自己へのケアなのか」と問われたフーコーは、「はい、まったくそのとおりです（Yes, absolutely）」と答えている。それに加えて、「家長としての、夫や父親としての自分の義務が何であるかを正確に知っているというところまで自己をケアする［自己のことを気遣う］人物は、自分が自分の妻や子に対して、そうあるべき関係性のうちにいることを、見いだすでしょう」と付け加えている。

フーコーによれば、〈自己へのケア〉が〈他者へのケア〉に先行し、〈自己〉が自分自身に対して存在論的に関係して初めて、他者への関係性が成立する。つまり、私たちが〈自己〉へと関わるという、〈自己へのケア〉を実践することが、とりもなおさず〈他者〉への通路を開くのである。そこでは、〈私＝自己〉が〈あなた＝他者〉との関係性のうちにあることが前提とされている。したがって、私たちは、〈自己へのケア〉を単純にエゴイズムとして理解する必要はない。〈他者へのケア〉の実践を遂行する際に、つねにすでに〈自己へのケア〉が為されているのであり、そのことによって、私たちは自己犠牲を乗り越えることができる。私たちが自己犠牲に基づくバーンアウトに陥らないためにも、私たちは、「汝自身を知る」必要がある。それが、フーコー的倫理に基づく〈ケアの倫理〉のあり方だと言ってよい。

メイヤロフにせよフーコーにせよ、〈ケア〉を〈自己へのケア〉と〈他者へのケア〉という両面から指摘したことは、もっと重視されるべきだろう。私たちの〈ケアの倫理〉は、他者も大切だが、自分自身もまた大切であることを重視したい。その際に、エゴイズムや自己中心主義と混同されないように細心の注意を払わなければならないけれども。

（1）森岡正博編集『「ささえあい」の人間学――私たちすべてが「老人」＋「障害者」＋「末期患者」となる時代の社会原理の研究』法藏館、一九九四年

（2）森岡正博「序　方法としての『ささえあい』」、『「ささえあい」の人間学』所収、法藏館、一九九三年

（3）加藤正明他編『新版精神医学事典』弘文堂、一九九三年

（4）Scheler, M., (1973), *Wesen und Formen der Sympathie*, Max Scheler Gesmmelte Werke, Band. 7, Francke Verlag Bern und München,（『共感の本質と諸形式』、マックス・シェーラー著作集8『同情の本質と諸形式』、白水社、一九七七年）

（5）熊野純彦《共感》の現象学・序説――シェーラー他者理論によせて」、『現代思想』青土社、一九八七年六月号

（6）土屋貴史「共感論ふたたび」『「ささえあい」の人間学』所収、法藏館、一九九三年

（7）Kohlberg, L., Levine, C. & Hewer, A., (1983) *Moral Stages: A Current Fomulation and a Response to Critics.*, Karger.（コールバーグ『道徳性の発達段階』新曜社、一九九二年）

（8）Cf. Joan C. Tronto, (1998), "An ethic of care", In *Generations*, Fall, 1998, Vol. 22

（9）浦光博『支えあう人と人――ソーシャル・サポートの社会心理学』サイエンス社、一九九二年

（10）宗像恒二『最新・行動科学からみた健康と病気』メヂカルフレンド社、一九九六年

（11）赤林朗「なぜ治療者はバーンアウトするのか」、『「ささえあい」の人間学』所収、法藏館、一九九三年

（12）Foucault, M., (1988), the ethic of care for the self as a practice of freedom., In *The Final Foucault*, by Bernauer, J. and Rasumussen, D. (eds), The MIT Press.（J・バーナウアー／D・ラズミュッセン編『最後のフーコー』三交社、一九九〇年）

あとがき

すべて書き終わって、全体を読み直してみると、いろいろなところが不十分であったことに気づく。もっときちんと理論を組み立てればよかったと思ったり、ちょっと過激なことを言い過ぎたかなと思ったり、様々である。もしかしたら間違ったことを書いているのかも知れないという思いは、終始、頭を離れなかった。それでも、今の私にはこれで精一杯だったような気もしている。上を望めばきりがないし、下を見てもきりがない。ほどほどというのが、正直な感想である。それも、ずいぶん下の方の「ほどほど」なのだろうけれど。

この本は、基本的には、私が使うことを目的とした一般教養科目「倫理学」の大学講義用テキストとして構想されたものである。したがって、誰でもが気軽に手にとって読むという体裁《ていさい》をなかなかとれなかった。というよりも、めいっぱい、自分自身の関心を前面に出して書いたので、テキストとしてもバランスを欠いた、ずいぶんと偏ったテキストになってしまった。

編集担当者の加藤順さんのご要望もあって、何とか一般の人たちにも読んでいただけるように書いたつもりだが、それでも、「これがテキストなのか」と思われるような記載も多くある。学生さんに読んでもらうにしても、中途半端な部分や細かすぎる部分など、凸凹がいっぱいある。その点については、ほんとうに申し訳ないと思う。ごめんなさい。

しかし、開き直るつもりもないけれど（開き直っているけれど）、まだまだ、凸凹が足りないような気もしている。もっと極端な内容を盛り込んだテキストにすればよかったとさえ思う。その意味で、私にしてみれば「おとなしい、教科書みたいな本」になってしまった。なぜそのように思うのかといえば、今さらながら、「倫理学」という学問がさまざまな問題系を含んでいることに気づかされたからである。

正直に言って、「倫理学」という科目を担当されている諸先生は、倫理学という「化け物」をどのように料理しているのだろうかと不思議に思う。学問というのは、多かれ少なかれどれも一筋縄ではいかないのだろうが、それにしても倫理学は「けた違い」に奇妙な学問である。その懐《ふところ》の深さに啞然《あぜん》とする。何でも飲み込んでしまうけれど、どこにも出口がない。インプットはするけれど、アウトプットがまったくない。倫理学的な問題は錯綜《さくそう》するばかりで、光明など見える気配すらない。

倫理学とは、私たちの「生」にかかわる倫理を批判的に体系化したものであると思う。そうであるならば、倫理学の「化け物性」は、私たちの「生」の不可思議さに起因すると言ってよい。そして、私たちの「生」に不可分に結びついている「倫理」は、学問としての倫理学よりもたちが悪い。だからというわけではないけれど、私は、学生の前で、たびたび「倫理学を教える人は必ずしも倫理的である必要はない。というよりも、倫理的でないほうがよい」と言っている。多少の照れもあるのだが、心底そう思っている。私は自分で言うのも恥ずかしいが、自分のことを「倫理的」であると思ったことがない（たぶん、私のことを知っている人たちは、学生さんも含めて、そう思ってくれると思う）。

自分で話しながら矛盾しているが、そもそも、私には「倫理的」ということがよく分からない。分からないことは教えられない。しかし、倫理学が「化け物」であり、入り込んだら出て来ることのできない「闇」であるということくらいなら教えられる。自分自身が「倫理的に生きている」ことと、「倫理学が錯綜した迷宮である」ということとは、まったく異なることがらだからである。

倫理的な自己実践として倫理的に生きることは不可能でも、倫理学を講ずることで、学生さんたちを「迷宮」の入り口までつれていくことはできる。そこに入るか入らないかは、学生さんの自由だ。そして、「化け物」を料理することなど、私の任を越えている。この本の凸凹な記述は、私が倫理学に対する闘いにどこまで取り組めたか、もしくは取り組めなかったかを示す「闘争の歴史」である。すべてに疑問符がつくとしたら、私は倫理学との闘いに全敗したことになる。それはそれで仕方がない。そもそも、勝てる闘いではなかったのだから。

この本が世に出る前に、さまざまな人たちのお世話になっている。とりわけ、感謝しなければならないのは、大修館書店の小林奈苗さんと加藤順さんである。小林さんは、私がまだ東北大学大学院に在学していたころの後輩にあたる。それまでことさら親しくおつきあいをしていたわけではなかったが、私が東京の大学に戻ってきたのとほぼ同じころ、彼女も大修館書店に入社された。以来、ことあるごとに、大学についての愚痴や同僚などの悪口を聞いていただいていた。

あるとき、何かのきっかけに、彼女の出版社からテキストを出そうという話になった。その時から、もうかれこれ三、四年が経っている。私の怠惰な性格が災いして延び延びになっていたのを、根気強く、半ばあきれ顔でおつきあいいただいた。

企画が成立してからは加藤さんが担当して下さることになり、やっと日の目を見ることになった。そういう意味で、両氏には感謝してもしたりない。このときばかりは、私も少しは「倫理的に生きなければならない」と思ったのだった。

とにかく、この本が、私にとっては最初の単著になる。原稿を書き上げるために、妻・森村美樹は、多大な迷惑を被っている。彼女は元看護学校教員であり、看護やケアの実際の現場で経験した出来事、医者や患者さんについて、いろいろなことを私に話してくれた。そして、大学院の修士課程で臨床心理学を専攻した彼女は、「悲嘆の心理」についても様々な有益な示唆《しさ》を与えてくれた。これらの情報や助言によって、私もこの本もずいぶんと救われた。それにも関わらず、私は、彼女のことを十分に「ケア」し「支える」ことができなかった。この場を借りて、謝りたいと思う。

そして、何の偶然からか、我が家に「野良猫」が舞い込んできた。執筆を始めた八月初旬に、どこからともなく白黒二色の雌猫が遊びに来るようになった。人見知りしない猫は、雌であるにもかかわらず、美樹によって「ジロー」と名付けられた。しかし、「ジロー」のおかけで、夏の暑さにも耐えられたと思う。まさに、ペットというよりも「コンパニオン・アニマル（伴侶動物）」として、私を癒《いや》してくれたのだった。

また、わがままではあるけれども、この小さな本を、私をここまで育ててくれた両親に捧げたいと思う。本文でも触れたが、父・小内幾二は、群馬の田舎で内科の開業医として働いている。兄・小内亨が医師になったので、不肖の次男坊は医師を批判するような本を書くことができるわけである。それをも笑いながら認めてくれるだろうことを願っている。母・小内満洲代は、私の生来のわがままと短気な性格を何かにつけかばってくれた。両親とも兄とも姓が異なるのは、私が祖母の養子になったからである。母は、結果的に、私の戸籍上の「姉」となった（これもまた、倫理学の「ネタ」になるかもしれない）。両親との奇妙な関係が少しでもこの本に反映されているとすれば、私は彼らに何らかの形で恩返しができたのではないかと思う。

一九九九年十二月

森村　修

参考文献

私がこの本を書くにあたって参照し、学ぶことの多かった文献を以下にあげておきます。それぞれの章・節のテーマについて、もっと深く学ぶための参考にしてください。

第Ⅰ章

(1) Attig, T. (1996), *How We Grieve: Relearning the World*（アティッグ『死別の悲しみに向きあう』大月書店、一九九八年）
(2) 今井道夫・香川知晶編『バイオエシックス入門〔第二版〕』東信堂、一九九五年
(3) 今井道夫『生命倫理学入門』産業図書、一九九九年
(4) 上田三四二『この世この生――西行・良寛・明恵・道元』新潮社、一九八四年
(5) 内田百閒『新編ノラや』福武文庫、一九九三年
(6) 大町公『私の「死への準備教育」』法律文化社、一九九七年
(7) 柏木哲夫『死を学ぶ――最期の日々を輝いて』有斐閣、一九九五年
(8) 加藤尚武・加茂直樹編『生命倫理学を学ぶ人のために』世界思想社、一九九八年
(9) Canguilhem, G. (1966), *Le normal et le pathologique*, Presses Universitaires de France（カンギレム『正常と病理』法政大学出版局、一九八七年）
(10) M・キャラナン、P・ケリー（石森携子訳）『死ぬ瞬間の言葉』二見書房、一九九三年
(11) 酒井憲一『一〇〇億人のアメニティ』ちくま新書、一九九八年
(12) 清水哲郎『医療現場に臨む哲学』勁草書房、一九九七年

(13) 瀬戸環『ペットロスの真実——家族を喪くしたあなたの心を癒す証言集』毎日新聞社、一九九九年
(14) V・ジャンケレヴィッチ（仲沢紀雄訳）『死』みすず書房、一九七八年
(15) S・スピッカー（石渡隆司他訳）『医学哲学への招待』時空出版、一九九五年
(16) 曽我英彦・棚橋實・長島隆編『生命倫理のキーワード』理想社、一九九九年
(17) A・デーケン・飯塚眞之編『日本のホスピスと終末期医療』（生と死を考えるセミナー第4集）春秋社、一九九一年
(18) A・デーケン『死とどう向き合うか』NHK出版、一九九六年
(19) A・デーケン・柳田邦男編『〈突然の死〉とグリーフケア』（生と死を考えるセミナー第6集）春秋社、一九九七年
(20) 手塚和彰『国の福祉にどこまで頼れるか』中央公論社、一九九八年
(21) Nieburg, H.A., Fischer, A., (1982), *Pet Loss*, Harper Collins Publishers, Inc（ニーバーグ、フィッシャー『ペットロス・ケア』読売新聞社、一九九八年）
(22) 額田勲『終末期医療はいま——豊かな社会の生と死』ちくま新書、一九九五年
(24) 林良博『検証アニマルセラピー——ペットで心とからだが癒せるか』講談社ブルーブックス、一九九九年
(24) 日野原重明『医学概論』第6版医学書院、一九九四年
(25) Freud, S. (1917), *Trauer und Melancholie*（フロイト「悲哀とメランコリー」『フロイト著作集』第六巻人文書院、一九七〇年
(26) Bowlby, J. (1980), *Attachment and Loss, Vol. 3 Loss: Sadness and Depression*（ボウルビィ『母子関係の理論III対象喪失』岩崎学術出版社、一九八一年）
(27) 松井豊編『悲嘆の心理』サイエンス社、一九九七年
(28) 宮地尚子「告知をめぐる日本の医師の死生観（前編・後編）」『ターミナルケア』三輪書店、一九九四年九月号、同十一月号

(29) 村田久行『改訂増補ケアの思想と対人援助——終末期医療と福祉の現場から』川島書店、一九九八年
(30) 横山章光『アニマル・セラピーとは何か』NHKブックス、一九九六年
(31) Lynn, J., Koshuta, M., Schmitz, P. (1995), "Death Education", In *Encyclopedia of Bioethics*
(32) 鷲巣月美編『ペットの死その時あなたは』三省堂、一九九八年

第II章

(1) 医療人類学研究会編『文化現象としての医療』メディカ出版、一九九二年
(2) E・H・エリクソン、他（朝長正徳・朝長梨枝子訳）『老年期——生き生きしたかかわりあい』みすず書房、一九九〇年
(3) 岡本祐三『高齢者医療と福祉』岩波新書、一九九六年
(4) 小倉襄二・浅野仁編『老後保障を学ぶ人のために』世界思想社、一九九八年
(5) 小此木敬吾『対象喪失——悲しむということ』中公新書、一九七九年
(6) 小原信『ホスピス——いのちと癒しの倫理学』一九九九年
(7) 笠原芳光・季村敏夫『生者と死者のほとり——阪神大震災・記憶のための試み』人文書院、一九九七年
(8) 春日キスヨ「介護　愛の労働」（岩波講座・現代社会学13『成熟と老いの社会学』）岩波書店、一九九七年
(9) 金子勇『高齢社会とあなた——福祉資源をどうつくるか』NHKブックス、一九九八年
(10) 河野友信編集『ターミナルケアの周辺——ターミナルケアの現状と展望』『現代のエスプリ』至文堂、一九九九年一月号
(11) 河野博臣・神代尚芳編『サイコオンコロジー入門——がん患者のQOLを高めるために』日本評論社、一九九五年
(12) 河原理子『犯罪被害者——いま人権を考える』平凡社新書、一九九九年

（13）川本隆史『現代倫理学の冒険——社会理論のネットワーキングへ』創文社、一九九五年

（14）季羽倭文子『がん告知以後』岩波新書、一九九三年

（15）木村敏『心の病理を考える』岩波新書、一九九四年

（16）Guilligan, C., (1982), *In a Differnt Voice: Psychological Theory and Women's Development*, Harvard University Press.（ギリガン『もう一つの声——男女の道徳観のちがいと女性のアイデンティティ』川島書店、一九八六年）

（17）窪寺俊之「スピリチュアルとＱＯＬ」日本緩和医療学会編『緩和医療学』三輪書店、一九九七年

（18）小西聖子『犯罪被害者の心の傷』白水社、一九九六年

（19）小西聖子『犯罪被害者遺族——トラウマとサポート』東京書籍、一九九八年

（20）小西聖子『インパクト・オブ・トラウマ——被害者相談の現場から』朝日新聞社、一九九九年

（21）小松美彦『死は共鳴する——脳死・臓器移植の深みへ』勁草書房、一九九六年

（22）Kohberg, L. (1980), "Stage and Sequence: The Cognitive-Developmental Approach to Socialization" In *Handbook of Socialization Theory and Research*, Houghton Mifflin Co.（コールバーグ『道徳性の形成——認知発達的アプローチ』新曜社、一九八七年）

（23）L・コールバーグ『道徳性の発達と道徳教育——コールバーグ理論の展開と実践』広池学園出版部、一九八七年

（24）佐藤純一・黒田浩一郎編『医療神話の社会学』世界思想社、一九九八年

（25）佐藤雅彦「スピリチュアル・ペインの受容をめぐって」『日本生命倫理学会ニューズレター』一九九九年一〇月三〇日、十七号

（26）Jecker, N. S., Reich, W. T. (1995), "Contemporaty Ethics of Care" In *Encyclopedia of Bioethics*, Rev. Ed., CD-ROM version.

（27）重兼芳子「臆病な小市民の終末観」『ターミナルケア』三輪書店、一九九二年四月号

(28) 芝伸太郎『日本人という鬱病』人文書院、一九九九年
(29) S・シャーウィン（岡田雅勝他訳）『もう患者でいるのはよそう』勁草書房、一九九八年
(30) Sen, A. (1982), *Choice, Welfare and Measurement*, Basil Blackwell Publisher（セン『合理的な愚か者　経済学＝倫理学的探究』勁草書房、一九八九年）
(31) Sen, A. (1985), *Commodities and capabilities*, Elsevier Science Publishers B. V.（セン『福祉の経済学　財と潜在能力』岩波書店、一九八八年）
(32) Sen, A. (1992), *Inequality reexamined*, Harvard University Press（セン『不平等の再検討　潜在能力と自由』岩波書店、一九九九年）
(33) S・ソンタグ『隠喩としての病い・エイズとその隠喩』みすず書房、一九九二年
(34) 高橋三郎・大野裕・染矢俊幸訳『DSM-IV精神疾患の分類と診断の手引き』医学書院、一九九五年
(35) 高橋祥友編『精神医学から考える生と死——ターミナルケア・自殺予防・尊厳死』金剛出版、一九九七年
(36) WHO編『がんの痛みからの解放とパリアティブ・ケア』金原出版、一九九三年
(37) 地下鉄サリン事件被害者の会『それでもいきていく——地下鉄サリン事件被害者手記集』サンマーク出版、一九九八年
(38) 中井久夫編『1995年1月・神戸——「阪神大震災」下の精神科医たち』みすず書房、一九九五年
(39) 中井久夫他『昨日のごとく——災厄の年の記録』みすず書房、一九九六年
(40) N・ノディングス（立山善康他訳）『ケアリング——倫理と道徳の教育——女性の観点から』晃洋書房、一九九七年
(41) 野木裕子「施設は『家』に代われるか」『別冊宝島三九五・あなたが選ぶ老人介護』宝島社、一九九八年）
(42) Butler, R.N., Gleason, H.P. (1985), *Productive Aging; Enhancing Vitality in Later Life*（バトラー他『プロダクティブ・エイジング——高齢者は未来を切り開く』日本評論社、一九九八年）

(43) 蜂矢英彦『心の病と社会復帰』岩波新書、一九九三年
(44) ジョージM・バーネル、エイドリエンL・バーネル(長谷川浩他訳)『死別の悲しみの臨床』医学書院、一九九四年
(45) Herman, J.L., (1992), *Trauma and Recovery*, Basic Books(ジュディス・L・ハーマン『心的外傷と回復』みすず書房、一九九六年)
(46) 日野原重明『〈ケア〉の新しい考えと展開』春秋社、一九九九年
(47) 広井良典『ケアを問いなおす――〈深層の時間〉と高齢化社会』ちくま新書、一九九七年
(48) 広井良典編著『医療改革とマネジドケア――選択と競争原理の導入』東洋経済新報社、一九九九年
(49) 松田道雄『安楽に死にたい』岩波書店、一九九七年
(50) Myeroff, M. (1971), *On caring*, Harper & Row(メイヤロフ『ケアの本質――生きることの意味』ゆみる出版、一九八七年
(51) D・B・モリス(渡邊勉・鈴木牧彦訳)『痛みの文化史』紀伊国屋書店、一九九八年
(52) 諸澤英道編著『トラウマから回復するために』講談社、一九九九年
(53) 山崎恵子・町沢静夫『ペットが元気をつれてくる――奇蹟の動物療法』講談社、一九九三年
(54) 山本啓・村上貴美子編『介護と福祉システムの転換』未来社、一九九八年
(55) Reich, Warren Th. (1996), "Care", In *Encyclopedia of Bioethics*.
(56) Reich, Warren Th. (1996), "History of the Notion of Care", In *Encyclopedia of Bioethics*.
(57) Lévinas. E. (1991), *La souffrance inutile*, In *Entre nous; Essais sur le penser-à-l'autre*, Grasset.(レヴィナス「無用の苦しみ」『われわれのあいだで――《他者に向けて思考すること》をめぐる試論』法政大学出版局、一九九三年)

第Ⅲ章

(1) 浦光博『支えあう人と人——ソーシャル・サポートの社会心理学』サイエンス社、一九九二年
(2) 加藤尚武『現代倫理学入門』講談社学術文庫、一九九七年
(3) 加藤尚武・松山寿一編『現代世界と倫理』晃洋書房、一九九六年
(4) 加藤正明他編『新版精神医学事典』弘文堂、一九九三年
(5) Kohlberg, L., Levin, C., & Hewer, A. (1983), *Moral Stages: A Current Formulation and a Response to Critics*, Karger（コールバーグ『道徳性の発達段階——コールバーグ理論をめぐる論争への回答』新曜社、一九九二年）
(6) 熊野純彦「《共感》の現象学・序説——シェーラー他者理論によせて」、『現代思想』青土社、一九八七年六月号
(7) Scheler, M., (1973), *Wesen und Formen der Sympathie*, Max Scheler Gesmmelte Werke, Band.7, Francke Verlag Bern und München（シェーラー著作集8『同情の本質と諸形式』白水社、一九七七年）
(8) Tronto, J.C. (1998), "An ethic of care", In *Generations*, Fall 1998, Vol.22
(9) Bernauer, J, Rasumussen, D. (eds.), (1988), *The Final Foucault*, MIT Press（バーナウアー、ラズミュッセン（山本学他訳）『最後のフーコー』三交社、一九九〇年）
(10) 宗像恒次『最新 行動科学からみた健康と病気』メヂカルフレンド社、一九九六年
(11) 森岡正博編著『「ささえあい」の人間学——私たちすべてが「老人」＋「障害者」＋「末期患者」となる時代の社会原理の探究』法蔵館、一九九四年

白書

(1) 平成十一年版『厚生白書——社会保障と国民生活』厚生省監修、一九九九年
(2) 平成十一年版『高齢社会白書』総務庁編、一九九九年

［著者略歴］

森村　修（もりむら　おさむ）
1961年群馬県に生まれる。1985年法政大学文学部哲学科卒業。
1993年東北大学大学院文学研究科博士課程後期単位取得退学。
白鷗女子短期大学非常勤講師、九州歯科大学専任講師などを経て、
現在、法政大学国際文化学部教授。博士（文学）。
専門は現象学、フランス現代哲学、応用倫理学、日本近代・現代思想。

ケアの倫理《りんり》

NDC151　viii, 237p　20cm

初版第1刷発行———2000年4月5日
初版第6刷発行———2019年9月1日

著者———森村《もりむら》　修《おさむ》
発行者———鈴木一行
発行所———株式会社大修館書店
〒113-8541　東京都文京区湯島2-1-1
電話 03-3868-2651（販売部）03-3868-2299（編集部）
振替 00190-7-40504
［出版情報］https://www.taishukan.co.jp

装丁者———下川雅敏
印刷所———壮光舎印刷
製本所———難波製本

ISBN978-4-469-26441-8　Printed in Japan